Erkrankungen im Alter
vorbeugen – lindern – heilen

Erkrankungen im Alter

vorbeugen – lindern – heilen

Von Gerhard Leibold

humboldt

Gesundheit & Medizin

humboldt-taschenbuch 719

Umschlaggestaltung: Wolf Brannasky, München
Umschlagfoto: Walter L. Küchler, München
Zeichnungen im Innenteil: S. 122: Optikstudio Wörle, München
Alle anderen: Susanne Ueber-Graf

Der Autor:
Gerhard Leibold, international bekannter Medizinpublizist, ist Heilpraktiker mit psychotherapeutisch orientierter Praxis.

Druck: Presse-Druck Augsburg
Printed in Germany

ISBN 3-581-66719-3

1 2 3 * 96 95 94

Inhalt

Vorwort 9

Altern ist keine Krankheit – Ursachen und Folgen des biologischen Alterns – 11

Höhere Lebenserwartung – Chance und Problem 11

Hauptursachen und natürliche Folgen des Alterns 12
Verschleiß des DNA-„Lebensfadens" 13
Erbanlagen und geschlechtsspezifische Faktoren 14
Abnutzung und Verschlackung der Zellen 15
Verminderte Abwehrkräfte – erhöhte Krankheitsanfälligkeit 16
Veränderte Organ- und Stoffwechselfunktionen und ihre Folgen 17
Seelisch-geistige Ursachen und Folgen des Alterns 19

Die häufigsten Krankheiten des Alters – Ursachen, Symptome und Therapie – 25

Alterskrankheiten – ein unausweichliches Schicksal? 25
Vermeidbare vorzeitige Alterserscheinungen 26
Ganzheitstherapie lindert viele Alterskrankheiten 28
Mit unheilbaren Krankheiten leben lernen 29

Altersschwäche 30
Natürliche Altersschwäche 30
Krankhafte Altersschwäche 32

Alterskrankheiten des Herz-Kreislauf-Systems 36
Erkrankungen der Blutgefäße *36*
– Arteriosklerose 37
– Hirngefäßsklerose – Schlaganfall 43
– Gefäßverschlüsse – Altersbrand 46
– Krampfadern und offenes Bein 48
Hoher und niedriger Blutdruck *53*
– Niedriger Blutdruck 53
– Bluthochdruck 55
Krankheiten des Herzens *58*
– Altersherzschwäche 58
– Herzrhythmusstörungen 61
– Angina pectoris – Herzinfarkt 62

Alterskrankheiten der Atmungsorgane 67
Alterslunge *67*
Lungenemphysem *68*
Chronische Altersbronchitis *70*
Asthma im Alter *74*
– Bronchialasthma 74
– Herzasthma 75

Alterskrankheiten der Verdauungsorgane und Stoffwechselstörungen 76
Allgemeine Verdauungsbeschwerden *76*
– Appetitmangel 77
– Kau- und Schluckstörungen 78
– Verdauungsschwäche 79
Altersgastritis *80*
Magengeschwür (Ulkus) *81*
Störungen der Darmfunktionen *83*
– Chronische Darmträgheit 83
– Divertikel des Darms 85
– Unkontrollierter Stuhlabgang 87
Leber- und Bauchspeicheldrüsenkrankheiten *88*
– Funktionsschwäche der Leber 88
– Fettleber – Leberzirrhose 89
– Erkrankungen der Bauchspeicheldrüse 92
– Zuckerkrankheit im Alter 93

Alterskrankheiten der Harn- und Geschlechtsorgane 96
Nieren- und Blasenleiden *96*
Unkontrollierter Harnabgang *97*
Senkung und Vorfall der Gebärmutter *98*
Vergrößerung der Prostata (Adenom) *99*
Sexuelle Störungen im Alter *102*

Alterskrankheiten am Stütz- und Bewegungsapparat 105
Chronische rheumatische Krankheiten *105*
Abnutzung der Gelenke *107*
Schäden der Bandscheiben *109*
Altersosteoporose *111*
Oberschenkelhals- und andere Knochenbrüche *114*

Alterskrankheiten der Haut 114
Altersflecken und -warzen *115*
– Typische Alterspigmentierungen 115
– Alterspurpura 116
– Alterswarzen 116
Wucherungen der Haut *117*
– Alterskeratom 117
– Papillomatose 117
Juckreiz der alternden Haut *118*
Rosazea – Knollennase *119*
Weißschwielenkrankheit der Schleimhäute *120*

Alterskrankheiten der Sinnesorgane 121
Erkrankungen der Augen *121*
– Alterssichtigkeit 122
– Grauer Star 123
– Grüner Star 124
Krankheiten der Ohren *125*
– Altersschwerhörigkeit 125
– Hörsturz 126
– Ohrensausen – andere Ohrgeräusche 127

Seelisch-geistige Alterskrankheiten 128
Abbau der psychisch-geistigen Funktionen *130*
– Geistige Leistungsschwäche 131
– Gedächtnisstörungen 132

– Nachlassende Antriebskräfte 133
– Gefühls- und Stimmungsschwankungen 135
– Veränderungen der Persönlichkeit 137
– Ausgeprägte Altersdemenz 138
Häufige Depressionen im Alter *139*
Schwere seelisch-geistige Störungen *141*
– Alzheimersche Krankheit 141
– Parkinsonsche Krankheit 144
– Picksche Krankheit 145

Aktionsprogramm für ein gesünderes Alter **147**

Register **151**

Vorwort

„Da kann man nichts mehr machen, in Ihrem Alter ist das normal.“ Mit solchen entmutigenden Diagnosen eines Arztes, der nur die Schulmedizin kennt und gelten läßt, kommen viele betagte Menschen in meine Praxis. Sie wollen sich damit nicht abfinden, sich nicht auf ein Abstellgleis schieben lassen, weil sie an Beschwerden leiden, für die man in der offiziellen Medizin keine Heilmittel zur Verfügung hat.

Die Erfahrungen, über die hier berichtet wird, lassen sich teilweise schulmedizinisch nicht nachvollziehen. Aber wenn sich Heilkunde auf das beschränkte, was jeweils wissenschaftlich erklärbar ist, befände sich die Medizin heute noch auf dem Stand der Steinzeit. Es kommt nicht darauf an, Heilverfahren wissenschaftlich erklären zu können. Wichtig ist, daß sie helfen und keinen Schaden anrichten.

Natürlich kann und darf die seriöse Naturmedizin keine Heilung aller Alterskrankheiten versprechen. Auch ihr sind von der Natur Grenzen gesetzt. Aber die Chancen, auch den alten Menschen zu helfen, die von der offiziellen Medizin als „unheilbar“ aufgegeben wurden, vielleicht gar Jahre ihres Lebens in einem Pflegeheim verkümmern müssen, stehen meist günstiger, wenn man die Fülle der therapeutischen Möglichkeiten der Naturheilkunde nutzt. Dazu gehört, daß der alte Mensch so lange wie möglich in seiner gewohnten Umgebung verbleibt und bei schweren Alterskrankheiten von vertrauten Menschen gepflegt wird, auch wenn das für die Angehörigen mit erheblichen Problemen verbunden ist.

Die besten Voraussetzungen für ein gesundes, aktives Alter schafft man aber, wenn man nicht zu lange die Augen vor dem Älterwerden verschließt, sondern sich frühzeitig körperlich und seelisch-geistig darauf einstellt. Darüber informiert das Neun-Punkte-Aktionsprogramm dieses Buchs, mit dem man am besten schon in der Lebensmitte beginnt.

Altern ist keine Krankheit – Ursachen und Folgen des biologischen Alterns –

Alt werden ohne zu altern – wer wünschte sich das nicht. Unrealistisch ist diese Hoffnung keineswegs, denn Altern ist an sich ja keine Krankheit. Wenn heute trotzdem viele alte Menschen in einer unbefriedigenden Situation leben, erklärt sich das oft aus langjährigem Fehlverhalten vor allem bei der Ernährung und Lebensweise, aber auch aus verbreiteten negativen Vorstellungen unserer Leistungsgesellschaft, die alte Menschen ins Abseits drängt.

Höhere Lebenserwartung – Chance und Problem

Die Natur programmierte den Menschen wahrscheinlich auf eine Lebenserwartung von 110 bis 120 Jahren vor. Zwar erreicht auch heute kaum jemand dieses biblische Alter, aber seit der Jahrhundertwende hat sich die durchschnittliche Lebenserwartung fast verdoppelt. Für Frauen beträgt sie heute 77 bis 79 Jahre, für Männer 74 bis 76 Jahre.

Daraus darf man aber nicht schließen, daß wir viel gesünder geworden wären. Die Zunahme der Lebenserwartung ergibt sich vor allem aus der deutlichen Verringerung der Säuglingssterblichkeit, besserer Hygiene und Teilerfolgen im Kampf gegen Infektionskrankheiten. Dafür nahmen die Zivilisationskrankheiten vor allem am Herz-Kreislauf-System und die Krebsleiden erheblich zu, an denen man eben nicht so rasch wie früher zum Beispiel an der Pest stirbt.

Das höhere Alter, das wir heute erwarten können, bietet zahlreiche neue Chancen. Befreit von beruflichen Pflichten und vielen Zwängen des Alltags findet man jetzt endlich Zeit, alle die Anlagen, Fähigkeiten, Interessen und Neigungen zu pflegen, die man früher vernachlässigen mußte. Dazu gibt es keine Patent-

rezepte, jeder muß seinen eigenen Weg finden. (Im Aktionsprogramm am Ende dieses Buchs finden Sie einige Anregungen dazu.) Freilich setzt das voraus, daß man einerseits nicht die Augen vor dem Altern verschließt und sich andererseits nicht einreden läßt, nun sei es an der Zeit, die Hände in den Schoß zu legen. Die vielen Möglichkeiten, die mit der Freiheit des Alters verbunden sind, kann man nur nutzen, wenn man sich rechtzeitig positiv darauf einstimmt und vorbereitet. Und zum Ausruhen hat man – überspitzt gesagt – eine Ewigkeit Zeit, wenn man tot ist. Ein erfülltes Leben bedeutet auch im Alter Wechsel von Anspannung und Ruhe, Aktivität und Muße.
Allerdings birgt die höhere Lebenserwartung nicht nur Chancen, sondern wirft auch vielschichtige persönliche und soziale Probleme auf. Zunehmende Anfälligkeit für Krankheiten, mangelndes Ansehen alter Menschen in unserer auf Jugendlichkeit, Dynamik und Erfolg fixierten Gesellschaft, soziale Isolierung und nicht zuletzt oft – vor allem bei Witwen – auch materielle Probleme wegen zu geringer Renten können das Alter überschatten. Aber man darf sich auch von solchen Schwierigkeiten nicht entmutigen lassen. Materielle Probleme können mit Kreativität und Phantasie oft besser bewältigt werden, und eine positive Grundeinstellung zum Leben mit all seinen Schwierigkeiten hilft, selbst mit einer unheilbaren Alterskrankheit im Rahmen der verbliebenen Möglichkeiten ein aktives, erfülltes Leben zu führen. Auch dazu will dieses Buch ausdrücklich ermutigen und anregen.

Hauptursachen und natürliche Folgen des Alterns

Die wissenschaftlichen Disziplinen, die das Altern und die Behandlung von Alterskrankheiten erforschen, bezeichnet man als Gerontologie und Geriatrie (griechisch: geron = Greis). Trotz aller Anstrengungen gelang es ihnen bisher nicht, die Ursachen des Alterns endgültig zu klären. Vermutlich spielen Verschleiß der DNA und Erbanlagen dabei die Hauptrolle, daneben dürfen aber andere Faktoren und seelisch-geistige Einflüsse nicht übersehen werden. Streng genommen beginnt das Altern bereits mit der Geburt, aber bis etwa zur Lebensmitte bemerkt man davon kaum etwas. Erst danach nehmen die Abbauvorgänge im Körper allmählich überhand.

Verschleiß des DNA-„Lebensfadens“

In den Zellen fast aller Lebewesen befindet sich Desoxyribonukleinsäure (abgekürzt DNS, international DNA), hauptsächlich in den Chromosomen des Zellkerns. Sie bildet meist einen Doppelstrang, dessen beide Ketten durch Basenpaare miteinander verbunden sind (siehe Abb. 1). Dieser DNA-Strang enthält das genetische Material (Erbanlagen), nach dessen Informationen der Körper gestaltet wird und funktioniert. Deshalb gilt er als „Lebensfaden“.

Wenn eine Zelle sich teilt, verdoppelt sich auch der DNA-Strang, so daß die beiden neuen Zellen theoretisch haargenau das gleiche genetische Material erhalten. Diese DNA-Verdoppelung erfolgt in der Praxis aber nicht vollkommen korrekt, mit der Anzahl der Verdoppelungen gehen immer mehr Informationen unter. Durch diesen mit den Jahren zunehmenden Verschleiß verkürzt sich der „Lebensfaden“ und das genetische Material verändert sich. Anfangs hat das kaum Folgen, aber mit zunehmendem Alter führt die unvollständige Kopie zu immer mehr Veränderungen. Sie

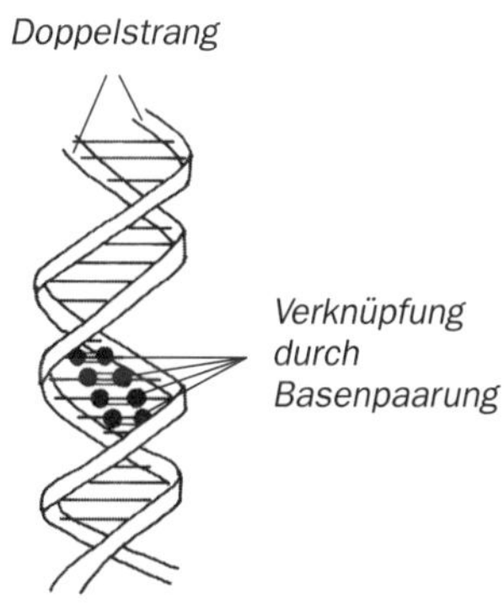

Abb. 1: *DNA-Strang (schematisch)*

betreffen vornehmlich die Bildung von Körpereiweiß, so daß vermehrt minderwertige Eiweißkörper mit falscher Struktur entstehen und die normalen Körperfunktionen stören. Vor allem diese Veränderungen führen wahrscheinlich zum Altern. In letzter Konsequenz nehmen die funktionsuntüchtigen Zellen derart überhand, daß der Tod eintritt.
Endgültig bewiesen sind diese vereinfacht dargestellten Zusammenhänge heute noch nicht. Nach allem, was wir davon wissen, darf aber angenommen werden, daß sie eine entscheidende Rolle bei den Alterungsvorgängen spielen.

Der natürliche DNA-Verschleiß kann nicht verhindert werden. Man soll aber dafür sorgen, daß die DNA nicht zusätzlich durch Fehler der Ernährung und andere Einflüsse geschädigt wird und vorzeitig erhebliche Fehler bei der Verdoppelung auftreten.

Erbanlagen und geschlechtsspezifische Faktoren

Die Chancen, langsamer ohne ausgeprägte Beschwerden zu altern, sind dann am günstigsten, wenn auch die Eltern rüstig und gesund ein hohes Alter erreichten. Aber das läßt sich nicht verallgemeinern, denn die Erbanlagen sind nur einer der Faktoren, die den Alterungssprozeß bestimmen. Auch günstigste Anlagen können zum Beispiel durch jahrzehntelange Fehler der Ernährung und Lebensweise abgeschwächt oder aufgehoben werden, und umgekehrt lassen sich ungünstige Anlagen durch gesundheitsbewußte Lebensführung mildern oder neutralisieren. Davon abgesehen wird eine Veranlagung zu hohem oder niedrigem Alter von den Eltern nicht unbedingt auf alle Nachkommen übertragen.
Man darf den Einfluß der Erbanlagen auf das Altern also nicht überbewerten. Weder sollte man sich entmutigen lassen, wenn man vielleicht eine ungünstige Anlage mitbekommen hat, noch darf man im Vertrauen auf eine günstige Anlage über die Stränge schlagen. Die Gene sind, was das Altern angeht, nicht unser unausweichliches Schicksal.

Geschlechtsspezifische Faktoren führen dazu, daß Frauen in der Regel eine um Jahre höhere Lebenserwartung als Männer haben. Erklären kann man das noch nicht. Diskutiert wird als Ursache, daß Männer häufiger unter hohem beruflichem Streß stehen, der vorzeitigen Verschleiß fördert, und Frauen psychisch oft „elastischer" als Männer sind, die immer noch einseitig „aus dem Kopf" leben. Wahrscheinlich kommen aber auch die hormonellen Unterschiede zum Tragen, die Frauen unter anderem bis zu den Wechseljahren recht gut vor Herzinfarkt schützen. Eine ähnliche Schutzwirkung mag auch bei den Alterungsvorgängen bestehen.

Abnutzung und Verschlackung der Zellen

Die zahlreichen Funktionen, die in jeder Sekunde des Lebens in den Zellen ablaufen, gehen an ihnen natürlich nicht spurlos vorüber. Der Körper ist aber in der Lage, diese Abnutzungserscheinungen immer wieder zu „reparieren". Das geschieht zum Beispiel durch Enzyme, die verschlissene Zellen abbauen, so daß sie abtransportiert werden können und Raum für junge Zellen entsteht, die aus dem Mesenchymgewebe (eine unreife Form des Bindegewebes) stammen.

Da die Enzymproduktion von der DNA gesteuert wird, nimmt mit deren Verschleiß auch die Bildung körpereigener „Reparaturenzyme" ab. Als Folge werden abgenutzte Zellen nicht mehr ausreichend abgebaut, das Gewebe verschlackt. Verschlimmert wird dieser Zustand noch, weil die Zellen mit zunehmendem Alter immer mehr Wasser verlieren, das als Lösungsmittel für die Ausschwemmung von Schlacken unentbehrlich ist. Deshalb sammeln sich immer mehr Abfallstoffe an, stören die Zellfunktionen und beschleunigen das Altern.

Zusätzlich trägt die übliche falsche Zivilisationskost zur Verschlackung bei. Im Zellstoffwechsel fallen bei ihrer Verarbeitung mehr Schlacken an, die sich im Lauf der Zeit in den Zellen anhäufen.

Eine typische Folge dieses Alterungsvorgangs ist die vorzeitige übermäßige Abnutzung des Gelenkknorpels, die in ausgeprägten Fällen zum Krankheitsbild der Arthrosis deformans (siehe Seite 107ff.) führt. Ähnliche Abnutzungserscheinungen können auch an anderen Zellen und Geweben auftreten, die sich infolge der Verschlackung nicht mehr vollständig regenerieren.

Verminderte Abwehrkräfte – erhöhte Krankheitsanfälligkeit

Mit zunehmendem Alter läßt die Widerstandskraft gegen Schädigungen und die Fähigkeit, eingetretene Defekte vollständig zu beheben, allmählich nach. Dadurch erhöht sich die Anfälligkeit auch für Krankheiten, denen man in jungen Jahren besser widerstehen konnte, zum Beispiel leichtere Infektionen. Auch die Heilung von Wunden dauert länger und die lebenswichtige Anpassung an Temperaturveränderungen gelingt nicht mehr so gut. Wenn eine Krankheit eingetreten ist, neigt sie im Alter oft zum chronischen Verlauf, weil die Selbstheilungskräfte sie nicht mehr überwinden können.

Die nachlassende Abwehr- und Selbstheilungsfähigkeit kann den Alterungsprozeß erheblich beschleunigen. Wenn ein Organ im Alter erst einmal chronisch geschädigt ist, wird es naturgemäß anfälliger für vorzeitige Abnutzung und weitere Erkrankungen.

Wie stark die Abwehrkräfte im Alter vermindert werden, hängt mit davon ab, wie gut oder schlecht sie in jüngeren Jahren funktionierten. Heute leiden auch viele jüngere Menschen bereits an einer Schwächung der Abwehr- und Selbstheilungskräfte, was sich vor allem aus Fehlernährung, Bewegungsmangel und negativem Streß erklärt. Die bereits frühzeitig beeinträchtigte Abwehr wird im Alter natürlich noch stärker eingeschränkt. Deshalb ist es auch so wichtig, sich früh genug auf das Alter vorzubereiten und das angeschlagene Immunsystem durch gesündere Lebensführung wieder zu stärken.*

* Dazu leitet das Humboldt-Taschenbuch ht 616 „Abwehrkräfte stärken – gesund bleiben" von Gerhard Leibold an.

Auch im höheren Alter ist es nicht zu spät für die Aktivierung der Abwehr- und Selbstheilungskräfte. Selbst wenn bereits Krankheiten eingetreten sind, kann man durch individuell angemessene abhärtende und umstimmende Maßnahmen sowie durch vollwertige Ernährung noch eine Besserung herbeiführen. Mancher wird dadurch im Alter sogar robuster gegen Krankheiten als in jungen Jahren.

Veränderte Organ- und Stoffwechselfunktionen und ihre Folgen

Bei Kindern, Jugendlichen und jungen Erwachsenen überwiegen im Stoffwechsel die Aufbauvorgänge, so daß es normalerweise nicht zur Abnutzung kommt und die meisten Defekte vollständig geheilt werden. Danach halten sich die auf- und abbauenden Stoffwechselvorgänge für einige Zeit die Waage. Etwa ab der Lebensmitte nehmen dann allmählich die Abbauvorgänge zu und der Stoffwechsel wird träger. Deshalb können die natürlichen Abnutzungs- und Verschleißerscheinungen nicht mehr vollständig ausgeglichen und durch Krankheiten eingetretene Defekte nicht mehr ganz beseitigt werden, die Zellen verschlacken (siehe Seite 15).
Hinzu kommen Veränderungen der Organfunktionen, die das Altern ebenfalls beschleunigen. Teilweise stehen sie mit den Stoffwechselveränderungen in Zusammenhang. Weitere Ursachen sind frühere Erkrankungen, die nach Heilung eine Schwächung der betroffenen Organe hinterließen, Störungen der Durchblutung mit verminderter Sauerstoffversorgung der Organe, nicht zuletzt auch chronische seelisch-nervöse (psychosomatische) Fehlsteuerungen, die im Lauf der Zeit zur Schwächung und Erkrankung von Organen führen. Darüber hinaus treten Funktionsveränderungen der Organe aber auch als Folgen des Alterns auf und beschleunigen den weiteren Alterungsprozeß.

Als wichtigste Folgen dieser natürlichen Stoffwechsel- und Organveränderungen lassen die *Körperfunktionen* nach und die *Leistungsfähigkeit* nimmt allmählich ab. Die erste Erfahrung mit der abnehmenden Leistungskraft machen viele Menschen um die Lebensmitte. Bestimmte Anstrengungen fallen ihnen schwerer, danach erholen sie sich nur langsam – kurz: sie „können“ einfach nicht mehr so wie früher. Männer erleben jetzt auch häufiger das sexuelle „Versagen“.

Mit diesem natürlichen Leistungsknick fordert der Körper einfach dazu auf, von nun an etwas kürzer zu treten und keinen Raubbau mehr mit den Kräften zu treiben, was durchaus vernünftig ist. Viele Menschen können sich damit aber schwer abfinden, denn in unserer Gesellschaft werden Leistung und Erfolg sehr viel höher als andere Werte eingestuft. Aber gerade deshalb ist der Leistungsknick eine heilsame Krise, die man annehmen und verarbeiten muß, um das zukünftige Leben mehr auf andere Werte auszurichten. Das ist zunächst schmerzlich, schafft aber die Voraussetzungen dafür, im weiteren Leben die bisher verkümmerten Anteile der Persönlichkeit mehr zu fördern.

Das Nachlassen der Körperfunktionen betrifft nicht gleichzeitig und gleichmäßig alle Organe. Manche altern schneller, andere bleiben unter günstigen Voraussetzungen bis ins hohe Alter voll funktionsfähig. Typisches Beispiel für rasch nachlassende Organfunktionen sind die weiblichen Eierstöcke, die im Klimakterium sehr schnell altern, weil die Natur keine weitere Schwangerschaft mehr vorgesehen hat. Sexuelle Aktivität und Erlebnisfähigkeit müssen dadurch nicht beeinträchtigt werden, wie man oft befürchtet; man kann bis ins hohe Alter sexuell aktiv bleiben, das gehört zur Lebensqualität und fördert die Gesundheit. Sehr langsam lassen dagegen unter günstigen Bedingungen die Funktionen der Gehirn- und Nervenzellen nach. Sie sind von der Natur so angelegt, daß ein deutlicher Abfall ihrer Leistungsfähigkeit erst im hohen Alter eintreten müßte. Kommt es vorzeitig dazu, liegt das meist an organischen Krankheiten, zum Beispiel Hirnarteriosklerose, und oft auch an mangelndem geistigem Training.

Das natürliche Nachlassen von Leistungsfähigkeit und Organfunktionen verursacht als normaler Alterungsvorgang keine nennenswerten Beschwerden, man „spürt“ es einfach. Dem muß man Rechnung tragen, indem man sich seiner Grenzen bewußt wird und keinen Raubbau mit den Kräften treibt. Es gibt auch dann noch genug Möglichkeiten, das Leben aktiv zu gestalten.

Seelisch-geistige Ursachen und Folgen des Alterns

Der Körper steht mit dem seelisch-geistigen Bereich in ständiger Wechselbeziehung. Deshalb wird das Altern auch durch Gedanken, Einstellungen, Erwartungen und psychosoziale Lebensumstände beeinflußt. Im Extremfall führt das dazu, daß organisch noch recht gesunde alte Menschen dahinvegetieren, während sich andere, die an schweren Krankheiten leiden, noch erstaunlich rege am Leben beteiligen.
Wie sich seelisch-geistige Einflüsse auf das körperliche Altern auswirken, läßt sich noch nicht genau erklären. Wahrscheinlich kommt es über das vegetative Nervensystem als Vermittler zwischen Körper und Seele vor allem zu Reaktionen des Immun- und Hormondrüsensystems. Positive Gedanken, Einstellungen, Erwartungen und Lebensumstände scheinen diese Organsysteme günstig zu beeinflussen und dadurch das Altern zu bremsen, während negative Inhalte das Gegenteil bewirken. Grob vereinfacht, aber mit einem wahren Kern möchte man sagen: Man fühlt sich immer so alt (oder jung), wie man sich denkt. Positive Inhalte können ungeahnte Kräfte freisetzen, negative schwere Krankheiten und vorzeitigen Tod bewirken.
Natürlich fällt es schwer, positive Inhalte zu entwickeln, wenn man schwer erkrankt ist oder in einer ungünstigen Situation leben muß. Aber indem man darüber klagt, resigniert und sich selbst aufgibt, ändert man nichts daran. Wenn es nicht gelingt, aus eigener Kraft zu positiveren Haltungen zu gelangen, hilft oft die behutsame psychologische Führung durch Therapeuten und Angehörige. Wer nach dem Aktionsprogramm am Ende dieses

Buchs frühzeitig gelernt hat, sich positiv auf das Alter einzustimmen, wird auch dann nicht so schnell aufgeben, wenn die Lebensumstände im Alter sehr ungünstig werden.*

Eine gewichtige Rolle beim Altern spielen die *Familienverhältnisse.* Verheiratete haben eine höhere Lebenserwartung als Ledige, Geschiedene und Verwitwete, das gilt insbesondere für Männer. Wahrscheinlich erklärt sich das in erster Linie aus der psychosozialen Geborgenheit, die eine Partnerschaft gibt, und dem gegenseitigen „Sich-Brauchen", das dem Leben auch im Alter noch einen Sinn verleiht. Aus meiner Praxis kenne ich den Fall eines Ehepaars, bei dem beide Partner kurz hintereinander unheilbar an Krebs erkrankten. Obwohl die Schulmedizin sie längst aufgegeben hatte, lebten sie noch etwa 20 Jahre bei recht gutem Befinden miteinander, weil einer den anderen brauchte. Als der Mann mit 87 Jahren verstarb, folgte ihm kurz darauf seine Frau. Solche Fälle, die man immer wieder erlebt, veranschaulichen eindrucksvoll, daß eine gute Partnerbeziehung selbst bei ernsten Krankheiten den Tod lange hinauszögern kann – wie günstig kann sie sich dann erst auf den normalen Alterungsprozeß auswirken.

Neben der Partnerschaft sind auch andere *soziale Kontakte* wichtig – vor allem auch, damit man nach dem Tod des Lebenspartners nicht in die Vereinsamung abstürzt. Diese kann als eine der schwerwiegendsten psychischen Ursachen des raschen Alterns verstanden werden, insbesondere weil sie die Widerstandskräfte gegen Krankheiten schwächt.

Schließlich spielen beim Altern auch noch berufliche Einflüsse eine Rolle. Manche Berufsgruppen weisen auffällig viele hochbetagte Menschen auf, wie Musiker, bildende Künstler, Philosophen, Theologen und Landwirte, andere altern und sterben früher, etwa Gastwirte, Journalisten und Vertreter. Befriedigend erklären läßt sich das noch nicht. Vermutlich kommt es vor allem auf die Art von Streß an, der bei den einzelnen Berufen sehr unterschiedlich ausfällt. Negativer Streß schwächt nämlich die Abwehrkräfte und erhöht den Verschleiß.

* Dazu erschien im Humboldt-Taschenbuchverlag der Titel ht 622 „Positiv denken und leben" von Gerhard Leibold.

Außerdem kommt es auch noch auf *individuelle Umstände* an, zum Beispiel Ehrgeiz, Zufriedenheit mit dem Beruf, Erfolge und Mißerfolge, also auf die Art und Weise, wie man persönlich zum Beruf steht. Wer sich zu stark darauf konzentriert, wird durch jeden Mißerfolg erschüttert und steht später mit der Pensionierung vor dem Nichts, weil dann das Leben sinnlos erscheint. Dadurch wird das Altern oft rapide beschleunigt. Davon abgesehen neigen beruflich stark engagierte, ehrgeizige und gestreßte Menschen infolge der hohen Daueranspannung erfahrungsgemäß häufig zum Alkohol-, Nikotin- und Arzneimittelmißbrauch, was ebenfalls vorzeitiges Altern und Krankheiten begünstigt.

Das seelisch-geistige Leben nimmt aber nicht nur Einfluß auf den Alterungsprozeß, sondern wird umgekehrt auch durch das Altern verändert. Falsch ist allerdings die verbreitete Vorstellung, daß man zwangsläufig mit den Jahren geistig abbaut und die Persönlichkeit sich negativ verändert. Wenn das eintritt, stehen dahinter meist hirnorganische Erkrankungen (Arteriosklerose) und/oder ungünstige psychosoziale Lebensumstände. Tatsächlich entwickeln sich die geistig-seelischen Funktionen beim normalen Altern durch Erfahrung und Reifung der Persönlichkeit immer weiter. Oft erreicht man den Höhepunkt der geistigen Schaffenskraft erst um das 60. Lebensjahr. Aber auch danach setzt kein rascher Abbau ein, wenn man weiterhin geistig beweglich und interessiert aktiv am Leben teilnimmt. Selbst in einem gebrechlichen Körper können noch ein reger Geist und eine frohe Seele wohnen.
Allerdings machen es die Vorurteile unserer Gesellschaft alten Menschen schwer, geistig-seelisch aktiv zu bleiben und sich zu entwickeln. Die soziale Isolierung auf dem Abstellgleis des Lebens bildet dafür eine denkbar schlechte Voraussetzung. Aber immer mehr alte Menschen finden heute den Mut, sich dagegen aufzulehnen. Auch dieser Kampf gegen Vorurteile kann das Leben im Alter abwechslungsreich und sinnvoll gestalten. Gerade die Freiheit des Alters von vielen Pflichten und Zwängen erleichtert ein unerschrockenes Engagement.

Zusammenfassung

① Die seit der Jahrhundertwende rasch erheblich angestiegene durchschnittliche Lebenserwartung enthält viele Chancen, sich im Alter frei von Pflichten und Zwängen weiter zu entwickeln, die in jüngeren Jahren vernachlässigten Anlagen, Neigungen und Fähigkeiten zu pflegen und zu entfalten. Allerdings sind mit der hohen Lebenserwartung auch erhebliche persönliche und soziale Probleme verbunden. Insbesondere die häufiger werdenden Alterskrankheiten und die soziale Isolierung vieler alter Menschen können die gewonnenen Jahre überschatten und ein erfülltes Alter behindern.

② Die Ursachen des Alterns sind heute noch nicht restlos geklärt. Zu den Hauptursachen gehört wahrscheinlich der Verschleiß der DNA bei den Zellteilungen; er führt dazu, daß die genetischen Informationen im Lauf des Lebens zunehmend unvollständig und fehlerhaft weitergegeben werden. Außerdem spielen die Erbanlagen und das Geschlecht, die Abnutzung und Verschlackung der Zellen, die nachlassende Abwehr- und Regenerationsfähigkeit und Veränderungen der Organ- und Stoffwechselfunktionen beim Altern eine Rolle.

③ Neben den körperlichen Ursachen kommt seelisch-geistigen Einflüssen beim Altern eine individuell unterschiedliche Bedeutung zu. Vor allem negative Vorstellungen, Erwartungen und Einstellungen, die man selbst vom Altern hat und die durch Vorurteile der Gesellschaft noch verstärkt werden, können das Altern erheblich beschleunigen. Auch der Familienstand und die sozialen Beziehungen zur Umwelt wirken sich günstig oder ungünstig auf den Alterungsprozeß aus. Nicht zuletzt können auch die Einstellungen zum Beruf und dessen Belastungen mit darüber entscheiden, ob man rascher oder langsamer altert.

④ Als natürliche Folge des Alterns lassen die Körperfunktionen allmählich nach, die Anfälligkeit für Krankheiten nimmt zu und das Leistungsvermögen geht zurück. Das muß aber nicht zu nennenswerten Beschwerden führen, wenn man die Lebensführung entsprechend anpaßt. Im seelisch-geistigen Bereich kann das Altern durch zunehmende Lebenserfahrung und Reifung der Persönlichkeit sogar zu positiven Veränderungen führen.

Die häufigsten Krankheiten des Alters – Ursachen, Symptome und Therapie –

Die Anfälligkeit für Krankheiten nimmt im Alter zu, weil der Organismus sich nicht mehr so gut wie in jüngeren Jahren dagegen wehren und regenerieren kann. In erster Linie betreffen sie das Herz-Kreislauf-System: Dessen Erkrankungen stehen an erster Stelle der Todesursachen in allen westlichen Industrienationen. Aber das bedeutet nicht, daß unbedingt jeder alte Mensch chronisch krank wird.
Im Rahmen dieses Buchs können nur die häufigsten, für das Alter typischen Krankheiten abgehandelt werden. Da grundsätzlich alle Krankheiten (von wenigen Ausnahmen abgesehen) im Alter vermehrt auftreten können, muß ein Teil davon hier unberücksichtigt bleiben, um den Umfang nicht über Gebühr auszuweiten. Auch Krebskrankheiten, die mit zunehmendem Alter gehäuft vorkommen, werden hier nicht besprochen. Das Krebsproblem ist zu vielschichtig, als daß es in einem kurzen Kapitel zufriedenstellend dargestellt werden könnte. Dazu gibt es genügend einschlägige Ratgeber.*

Alterskrankheiten – ein unausweichliches Schicksal?

Manchmal brechen Alterskrankheiten schicksalhaft in das Leben eines Menschen ein und können seinen ganzen Lebensplan zunichte machen. Solche tragischen Fälle betreffen aber nur eine

* Interessierten empfehlen wir das Humboldt-Taschenbuch ht 598 „Aktiv gegen den Krebs!“ von Gerhard Leibold.

Minderheit der alten Menschen. Die häufigsten Alterserscheinungen sind (zumindest teilweise) „hausgemacht“, also die Folge langjähriger Verhaltensfehler. Sie treten nicht als Schicksal auf, dem man nicht entrinnen kann, sondern lassen sich verzögern oder vermeiden.

Vermeidbare vorzeitige Alterserscheinungen

In der Mitte des Lebens gehört man heute längst noch nicht zum alten Eisen. Das Altern beginnt zwar in dieser Zeit, aber davon muß man noch lange nichts spüren. Trotzdem fühlen sich immer mehr Menschen schon im 5. Lebensjahrzehnt chronisch erschöpft und verbraucht. Dazu ein Fall aus meiner Praxis.

Fall 1

Deprimiert, mutlos und müde wirkte Norbert H. auf mich, als er mir bei der ersten Konsultation gegenübersaß. „Ich habe keine Freude mehr am Leben“, klagte er. „Dauernd wird mir schwindlig, bei der geringsten Anstrengung gerate ich gleich außer Atem, und meine Arbeit fällt mir immer schwerer. Nachts kann ich kaum schlafen, und wenn ich dann stundenlang so daliege, spüre ich ganz deutlich mein Herz klopfen.“
Die Untersuchung ergab einen leicht erhöhten Blutdruck, mäßig hohe Blutfettwerte und Durchblutungsstörungen vor allem in den Gliedern. Herr H. litt offensichtlich an einer beginnenden Arteriosklerose mit teils seelisch-nervös, teils organisch bedingten Herzbeschwerden. Aber das erklärte seine Symptome nicht allein. Er steckte psychisch voll in der Midlife-crisis, hatte Angst vor beruflichem Versagen und vor dem Altern. Beruflich stand er unter hohem Streß, seine Ehe war nicht gerade glücklich, und seine Ernährung wies die typischen Fehler der üblichen Zivilisationskost auf: Zu reichlich, zu viele Kalorien, tierische Nahrungsmittel und Fette, aber kaum Rohkost. Außerdem rauchte er und schien dem Alkohol übermäßig zuzusprechen, um sich wenigstens etwas entspannen zu können.
Im Verlauf der Behandlung bauten wir zunächst die Risikofaktoren der Ernährung ab und führten ein regelmäßiges, wohl-

dosiertes Bewegungsprogramm durch. Die seelisch-nervösen Risiken wurden durch Entspannungstherapie und Hypnose vermindert, wobei er auch lernte, das Rauchen aufzugeben und den Alkoholkonsum zu kontrollieren. Zur Besserung der Herz-Kreislauf- und Blutdruckstörungen wurden individuell homöopathische Mittel verordnet.
Dank dieser ganzheitlichen Therapie, die ein Schulmediziner sich durch die Verordnung chemischer Arzneimittel viel leichter gemacht hätte, war Herr H. nach ungefähr 3 Monaten wieder „voll auf dem Posten". Ob er die Ernährungs- und Lebensreform weiterhin durchhalten wird, erscheint mir freilich fraglich, dazu geht es ihm wieder zu gut. Dann werden seine Beschwerden irgendwann wohl – verstärkt – zurückkehren.

Falsche Ernährung, Mißbrauch von Genußmitteln, Bewegungsmangel, ständiger hoher Streß und Angst vor dem Altern sind die häufigsten Ursachen vorzeitiger Alterserscheinungen, die sich bereits in der Lebensmitte bemerkbar machen. Zwar können auch noch andere Faktoren – zum Beispiel ungünstige Erbanlagen – hinzukommen, aber sie spielen meist keine große Rolle. Alle diese „hausgemachten" Verhaltensfehler sind vermeidbar. Dann können sich auch die Alterserscheinungen wieder zurückbilden – allerdings nicht immer vollständig; das hängt mit davon ab, wie weit die Veränderungen schon fortgeschritten sind.

Vorzeitige Altersbeschwerden sind stets als „Schuß vor den Bug" zu verstehen, der darauf aufmerksam macht, daß es so nicht länger weitergehen darf. Wenn man dieses Warnzeichen mißachtet, wird es nicht mehr lange dauern, bis eine ernstere Krankheit auftritt, von der man sich vielleicht nicht mehr vollständig erholt. Deshalb soll frühzeitig ein möglichst naturheilkundlich orientierter Arzt aufgesucht werden, der durch gründliche Untersuchung feststellt, welche Störungen bereits bestehen, und diese ganzheitlich behandelt.

Ganzheitstherapie lindert viele Alterskrankheiten

Im Gegensatz zur Schulmedizin, die Gesundheitsstörungen meist nur durch Arzneimittel und andere Heilverfahren zu unterdrücken versucht, hängt sich die biologische Ganzheitstherapie nicht so sehr an den Symptomen auf. Ihr geht es vor allem darum, den kranken Menschen als Ganzheit von Körper, Geist und Psyche in seiner konkreten Lebenssituation zu erfassen. Das kostet zwar sehr viel mehr Zeit als die übliche Diagnose und wird auch schlechter als umfangreiche technische und Laboruntersuchungen honoriert, schafft aber erst die Voraussetzungen für eine umfassende Therapie, die sich nicht mit der Unterdrückung von Symptomen begnügt, sondern die Krankheitsursachen behandelt. Die Erfolge, die von dieser Heilkunst auch dann noch erzielt werden können, wenn die Schulmedizin längst resignieren muß, sind nicht zuletzt auf das Ganzheitsprinzip der Naturheilkunde zurückzuführen.

Leider sind aber auch dieser Medizin von der Natur *Grenzen* gesetzt. Sie kann nicht alle Erkrankungen des Alters heilen, zum Teil muß sie sich darauf beschränken, den weiteren Krankheitsverlauf zu verzögern und den Betroffenen das Leben zu erleichtern. Die Aussichten, dieses Therapieziel zu erreichen, vielleicht sogar eine deutliche Besserung des Befindens herbeizuführen, sind bei ganzheitlicher Behandlung meist deutlich günstiger als bei streng schulmedizinischer Therapie. Vor allem müssen die Patienten keine bedenklichen Nebenwirkungen befürchten, die bei der üblichen Behandlung schlimmer als die eigentliche Krankheit werden können. Gerade alte Menschen leiden besonders oft unter solchen Nebenwirkungen, weil ihre Körperfunktionen eingeschränkt sind und die Giftbelastung durch chemische Arzneimittel nicht schnell genug abgebaut werden kann. Außerdem müssen sie häufig gleichzeitig mehrere Medikamente gegen verschiedene Beschwerden einnehmen, was auch noch zu unerwünschten Wechselwirkungen führen kann.

Wenn man eine Krankheit schon nicht mehr heilen kann, ist es dann nicht günstiger, eine Therapie zu wählen, die ohne erhebliche Risiken wenigstens lindert und das Befinden dauerhaft bessert? Diese Bedingung erfüllen die Behandlungsverfahren der biologischen Ganzheitstherapie in der Regel besser als chemische Arzneimittel.

Mit unheilbaren Krankheiten leben lernen

„Da kann man nichts mehr machen, mit dieser Krankheit müssen Sie leben." Diese Diagnose und Prognose hören viele alte Menschen, wenn die Schulmedizin nicht mehr weiter weiß. Leider kann das bei manchen Krankheiten wirklich zutreffen. Auch die seriöse Naturmedizin nimmt nicht für sich in Anspruch, alle Alterskrankheiten heilen oder dauerhaft bessern zu können.
Aber ehe man eine solche entmutigende Prognose stellt, muß man doch wenigstens versuchen, durch natürliche Heilverfahren eine Besserung herbeizuführen. Immer wieder gelingt es der Naturmedizin auch in scheinbar aussichtslosen Fällen, das Leben der Patienten wenigstens erträglich zu machen. Es ist unseriös, wenn die Schulmedizin solche alternativen Heilverfahren einfach verschweigt und durch die kategorische Feststellung „unheilbar" den letzten Rest der Selbstheilungskräfte lähmt. Das führt dazu, daß sich die Prognose selbst dann unweigerlich erfüllt, wenn noch Aussichten auf Besserung bestünden. Das zu verstehen und gebührend zu berücksichtigen setzte aber ganzheitliches Denken voraus, das in der offiziellen Medizin nicht die Regel ist.

Wenn eine Alterskrankheit tatsächlich unheilbar ist, muß man dieses Schicksal annehmen. Das klingt lapidar und wenig hilfreich, aber es gibt keine Pauschalrezepte dafür, sondern immer nur *individuelle Wege*. Jeder Mensch reagiert auf ein solches Schicksal verschieden, abhängig vor allem von seiner Persönlichkeit, seinen Lebenseinstellungen und der konkreten Lebenssituation. Wer sich zeitlebens dank einer optimistischen Grundeinstellung auch durch andere Schicksalsschläge nicht unterkriegen ließ, vielleicht auch noch in der Geborgenheit seiner Familie leben darf, wo er die notwendige Zuwendung und Pflege erhält, kann sich meist leichter mit seiner unheilbaren Krankheit abfinden und vielleicht doch noch Perspektiven für die Zukunft entwickeln. Entscheidend kommt es außerdem auf die Art der Krankheit, ihren Verlauf, die Symptome und deren Linderung an. Eine Erkrankung, die sich nur langsam verschlimmert und zu

mäßigen Symptomen führt, die therapeutisch gut zu beeinflussen sind, wird meist leichter ertragen als ein rasch fortschreitendes Krankheitsbild mit heftigen Beschwerden.
Alle diese individuellen Umstände können im Rahmen eines Buchs nicht berücksichtigt werden. Der Versuch, trotzdem Wege aufzuzeigen, wie man mit einer unheilbaren Krankheit leben kann, müßte deshalb oberflächlich und enttäuschend bleiben. In erster Linie ist der Therapeut gefordert, dem Patienten und seinen Angehörigen durch gute psychologische Führung bei der Bewältigung dieses Schicksals zu helfen.

Altersschwäche

Die physiologische Altersschwäche tritt bei jedem alten Menschen als Folge der natürlichen Alterungsvorgänge individuell unterschiedlich deutlich auf. Eine Altersgrenze, ab der sie als normal anzusehen ist, läßt sich nicht ziehen, denn jeder Mensch altert individuell unterschiedlich schnell. Manche fühlen sich schon mit 60 Jahren geschwächt und alt, andere spüren auch mit 80 Jahren kaum etwas vom Alter. Die seelisch-geistige Frische kann selbst dann unverändert fortbestehen, wenn der Körper schon erheblich geschwächt ist.

Dem nachlassenden Leistungsvermögen muß man sich anpassen, indem man Überforderungen vermeidet und bei Anstrengungen mehr Ruhepausen einlegt, um sich vollständig zu erholen. Eine übermäßige Einschränkung der Aktivitäten ist aber weder notwendig noch erwünscht, weil sich dadurch die Altersschwäche eher verstärkt.

Natürliche Altersschwäche

Eine Behandlung der nicht krankhaften Altersschwäche ist nicht erforderlich und bei diesem normalen Vorgang auch kaum möglich. Es genügt, folgende Maßnahmen durchzuführen:

- Vollwertige Kost mit reichlich vitalisierender Rohkost, aber nur mäßig tierischen Nahrungsmitteln und Fetten, damit der Organismus ausreichend Nähr- und Vitalstoffe erhält, aber nicht überlastet wird.
- Mäßiges, vor allem regelmäßiges, dem individuellen Leistungsvermögen angepaßtes Bewegungsprogramm, um die Leistungsfähigkeit lange zu erhalten und zu verbessern.

Beide Maßnahmen bespricht man mit dem Therapeuten. Wer lange nicht mehr trainiert hat, sollte sich vorher gründlich untersuchen lassen und das Bewegungsprogramm mit dem Fachmann abstimmen, um jede Überforderung zu vermeiden.

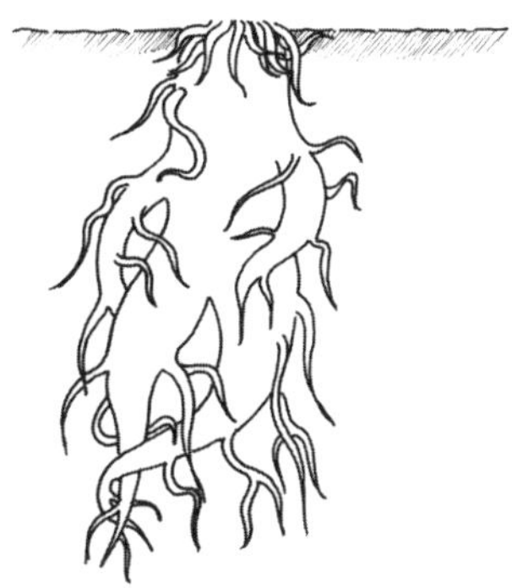

Abb. 2: *Ginsengwurzel*

Zusätzlich kann physiologische Altersschwäche oft durch Naturheilmittel gebessert werden. Dazu eignet sich vor allem die inzwischen wissenschaftlich gründlich erforschte Ginsengwurzel (siehe Abb. 2) sehr gut. Dieses in Asien seit alters hoch geschätzte Mittel regt allgemein an, steigert die körperliche und geistige Leistungsfähigkeit, erhöht die Vitalität, verbessert das Gedächtnis und die Hirndurchblutung und aktiviert die Abwehrkräfte. Allerdings darf man diese Wirkungen nur von kurmäßiger Einname über mindestens 4 Wochen mit einer Tagesdosis von 0,5 bis 1 g Ginseng erwarten. Diese Kur kann unbedenklich mehrmals jährlich wiederholt werden. Aber auch die dauernde Ein-

nahme von 0,5 g Ginseng täglich hat sich bewährt und führt zu keinen unerwünschten Nebenwirkungen. Geeignet ist nur der echt koreanische Ginseng, den man in Form fertiger Zubereitungen mit gleichbleibendem Wirkstoffgehalt verwendet, damit eine ausreichende Dosierung gewährleistet ist. Vitamin-, Enzym- und andere Zusätze können die Ginsengwirkung verbessern, aber man muß darauf achten, daß nicht nur Spuren von Ginseng in solchen Kombinationen enthalten sind. Über geeignete Fertigarzneimittel berät der Therapeut oder Apotheker.
Die umstrittenen revitalisierenden Frischzellenkuren, Sauerstoff- und Ozontherapien sind bei physiologischer Altersschwäche kaum erforderlich.

Krankhafte Altersschwäche

Die ausgeprägte Altersschwäche mit Krankheitswert beginnt im Durchschnitt zwischen dem 65. und 70. Lebensjahr allmählich oder rasch. Auffällige **Symptome** sind deutlicher körperlicher Kräfteverfall bis zur Auszehrung mit abnorm rascher Ermüdbarkeit, Gedächtnis-, Konzentrations- und Antriebsschwäche, Gereiztheit, Durchschlafstörungen, oft auch Schwindel und Ohrensausen. Vitalität und Lebensfreude gehen verloren, die Aktivität wird weitgehend gelähmt, die Patienten wirken meist weinerlich-deprimiert, teilweise auch hoffnungslos und verwirrt.
Die Ursachen lassen sich in vielen Fällen nicht sicher erkennen. Schwere organische Krankheiten bestehen meist nicht, aber fast immer Arteriosklerose mit Durchblutungsstörungen, Herzschwäche, aber auch Bluthochdruck, chronische Bronchitis und Stoffwechselveränderungen. Man nimmt an, daß ungünstige Erbanlagen als Hauptursachen in Frage kommen, insbesondere wenn sie durch langjährige Fehler der Ernährung und Lebensweise begünstigt werden. Nicht selten wird die krankhafte Altersschwäche überhaupt nicht diagnostiziert, weil sie in den Symptomen zusätzlich bestehender Krankheiten untergeht.

Die **Behandlung** der ausgeprägten Altersschwäche erfolgt stets nach fachlicher Verordnung entsprechend den individuellen Bedürfnissen. Im Vordergrund steht dabei die Basistherapie durch *vollwertige Ernährung.* Wenn der Patient sie nicht mehr selbst zubereiten kann, sollten die Angehörigen einspringen, denn die von karitativen und privaten Organisationen (wie „Essen auf Rädern“) angebotene Verpflegung entspricht meist nicht allen Regeln der Vollwertkost. Trotzdem ist es natürlich besser, solche Dienste in Anspruch zu nehmen, als den alten Menschen bei der Ernährung sich selbst zu überlassen.

Eine zu strenge, einseitige Diät ist meist weder erforderlich noch erwünscht. Sie weckt im alten Menschen nur den Eindruck, daß er an der „Krankheit Alter“ leidet. Vielmehr folgt die Vollwertkost den Empfehlungen der Ernährungsreformer Dr. Bircher-Benner und Professor Werner Kollath. Dabei sind folgende Grundsätze zu beachten:

- Speisen schonend zubereiten, reichlich mit Kräutern würzen, aber nur mäßig mit Kochsalz, und auf 5 kleine Portionen über den Tag verteilen, um die Verdauungsorgane nicht zu überlasten.
- Zufuhr von Kalorien dem tatsächlichen Bedarf anpassen, damit es weder zu Unter- noch zu Übergewicht kommt; anzustreben ist ungefähr das Normalgewicht (Körpergröße in Zentimetern minus 100).
- Die Kost soll leicht, vitalstoffreich und ausreichend sein, aber nicht zu viel Eiweiß enthalten. Im Mittelpunkt stehen pflanzliche Kohlenhydrate (Obst, Gemüse, Salate, Kartoffeln, Vollkorngetreide), die bei relativ geringem Kaloriengehalt vor allem Vital- und Ballaststoffe enthalten, so daß der Bedarf an Vitalstoffen – zur Erhaltung der Gesundheit – und Ballaststoffen – für eine geregelte Stuhlentleerung – gedeckt wird. Ein Teil dieser Lebensmittel soll aus biologischem Anbau stammen.
- Rohkost ist im Alter wegen ihres hohen Vitalstoffgehalts und der allgemein umstimmenden Wirkung besonders wichtig. Allerdings wird sie nicht immer auf Anhieb vertragen, insbesondere dann nicht, wenn Verdauungsstörungen bestehen. Dann beginnt man mit Obst- und Gemüsesäften und erhöht den Anteil der festen Rohkost langsam, bis sie gut vertragen wird.

- Denaturierte Kohlenhydrate wie Zucker, Weißmehlprodukte, Süßigkeiten und Kompotte bestehen weitgehend aus „leeren" Kalorien, die praktisch nichts zur gesunden Ernährung beitragen, aber Übergewicht fördern und die Verdauungsorgane und den Stoffwechsel unnötig belasten; sie sollten deshalb vermieden werden.
- Die übliche Fettzufuhr muß besonders deutlich eingeschränkt werden; sie soll im Alter nicht mehr als 45–50 g am Tag betragen; davon sind nochmals 10–15 g als „versteckte", in den Nahrungsmitteln bereits enthaltene Fette abzuziehen, so daß als Streich- und Kochfett nur 30–40 g am Tag erlaubt sind. In erster Linie verwendet man kaltgepreßte pflanzliche Öle mit einem hohen Anteil ungesättigter Fettsäuren, der Verzehr tierischer Fette wird deutlich vermindert.
- Eiweiß wird auch als „Koffein des Alters" bezeichnet, darf aber nicht zu reichlich verzehrt werden, sonst begünstigt es Krankheiten. Im Durchschnitt genügen 0,8 bis 0,9 g Eiweiß je Kilogramm Körpergewicht am Tag, die früheren Empfehlungen von bis zu 1,2 g sind überholt. Milchprodukte gehören zu den am leichtesten verdaulichen, hochwertigsten Eiweißträgern; zwar behaupten manche Außenseiter heute, sie seien ungesund und mit für Alterserkrankungen verantwortlich, aber dafür gibt es keinen stichhaltigen Beweis. Da sie außerdem auch genügend Kalzium für das alternde Knochengerüst enthalten, sollten Milchprodukte in der Ernährung alter Menschen regelmäßig enthalten sein. Ferner erhält man leicht verdauliches Eiweiß durch mageren Fisch, der 1–2mal wöchentlich auf dem Speisezettel stehen sollte. Fleisch und Wurstwaren schränkt man dagegen deutlich ein, öfter als jeden zweiten Tag in Maßen sollten sie nicht verzehrt werden.
- Vegetarische Kost ohne Fleisch und Fisch ist im Alter möglich und fördert die Gesundheit, sie verlangt aber besonders viel Sorgfalt, damit es nicht zu Mangelzuständen kommt. Die Umstellung auf vegetarische Ernährung sollte immer mit dem erfahrenen Naturmediziner besprochen werden.

Im Einzelfall können bei Bedarf Diätkuren mit tiefgreifenderer Wirkung durchgeführt werden. Sie müssen aber stets vom Therapeuten individuell verordnet und überwacht werden.

Falsch ist der häufige Rat der Schulmedizin, bei ausgeprägter Altersschwäche auf jegliche körperliche Anstrengung zu verzichten. Zwar benötigen geschwächte alte Menschen mehr Ruhe und Erholung, aber zuviel Schonung schwächt weiter, läßt die Organe verkümmern und weckt das entmutigende Gefühl, zum alten Eisen zu gehören. Deshalb soll auch bei erheblicher Altersschwäche regelmäßig ein individuell angemessenes *Trainingsprogramm* absolviert werden. Die Art der Übungen und das Maß der Anstrengung bestimmt der Therapeut. Flottes Gehen und Wandern, leichte Gymnastik, zum Teil auch Radfahren und Schwimmen eignen sich besonders gut, um Ausdauer, Leistungsfähigkeit und Lebensfreude zu steigern.

Von den physikalischen Maßnahmen sind vor allem tägliche *kühle Ganzwaschungen* angezeigt, wenn der Therapeut zustimmt. Sie härten mild ab und bessern schonend die Durchblutung, strengen aber weniger als Duschen an und werden von fast allen alten Menschen vertragen. Die Anwendung erfolgt am besten morgens nach dem Aufstehen, wenn der Körper noch durch die Bettwärme gut erwärmt ist, im ausreichend warmen Raum. Abweichend von der Originalmethode empfehle ich, für den Hausgebrauch einen groben Waschhandschuh zu verwenden, das vereinfacht die Behandlung. Er wird ins Wasser getaucht und ausgewrungen, dann wäscht man in folgender Reihenfolge ab:

- Rechter Handrücken – rechter Arm außen zur Schulter – Achselhöhle – innen am Arm zurück zur Hand – Handfläche. Neu anfeuchten. Hals – rechte Schulter – rechte Rückenhälfte zum Gesäß – Rückseite des rechten Beins zur Ferse – innen am Bein empor zur Leistenregion – rechte Bauch- und Brusthälfte. Neu anfeuchten und in gleicher Weise die linke Körperhälfte abwaschen. Neu anfeuchten und rechte sowie linke Fußsohle abwaschen.

Bei eingeschränkter Beweglichkeit benötigt man zur Abwaschung einen Helfer. Nach der zügig durchgeführten Anwendung kann man noch 1/2 Stunde im warmen Bett ruhen oder sich gleich kräftig trockenfrottieren und ankleiden.
Wenn der Therapeut zustimmt, sind außerdem noch 2–4mal wöchentlich etwa 37 °C warme *Halb- und Vollbäder* mit Fichten-

nadel-, Latschenkiefer- oder Rosmarin-Badeextrakt angebracht. Sie wirken besonders gut durchblutungsfördernd und regen die Atmung an. Andere physikalische Anwendungen sind nur ausnahmsweise nach Verordnung notwendig.
Die medikamentöse Behandlung der krankhaften Altersschwäche bleibt fachlicher Verordnung vorbehalten. Zur Grundbehandlung eignen sich oft *Ginseng* und *Knoblauch* sehr gut. Außerdem haben sich je nach individuellem Gesundheitszustand verschiedene homöopathische Mittel bewährt, die möglichst genau zum Krankheitsbild „passen" müssen. Schließlich können noch Arzneimittel mit Vitaminen der B-Gruppe, Vitamin C und E, Mineralstoffen und Spurenelementen nach Verordnung angezeigt sein. Sie beseitigen nicht nur Mangelzustände, sondern haben auch therapeutische Wirkungen.

Alterskrankheiten des Herz-Kreislauf-Systems

Die unermüdliche Arbeit, die Herz und Blutgefäße ein Leben lang leisten müssen, geht nicht spurlos an diesem Organsystem vorbei. Ein gewisser Verschleiß mit nachlassender Kraft des Herzmuskels und Verhärtung der Gefäße ist deshalb eine natürliche Folge des Alterns; sie muß aber keine nennenswerten Beschwerden verursachen. Oft macht sich der stärkere Verschleiß durch die übliche Lebensweise, verschlimmert durch jahrzehntelange Fehlernährung, heute aber schon um die Lebensmitte bemerkbar und schreitet schnell fort. Deshalb gehören die Alterskrankheiten des Herz-Kreislauf-Systems zu den häufigsten Todesursachen. Sie können die Lebenserwartung erheblich verkürzen und die Lebensqualität stark einschränken.

Erkrankungen der Blutgefäße

An erster Stelle der Alterskrankheiten des Gefäßsystems steht die Arteriosklerose, die oft auch die Hirnarterien betrifft. Es gibt heute praktisch jenseits des 65. Lebensjahrs keinen Menschen mehr, bei dem keine arteriosklerotischen Veränderungen bestehen. Oft beginnen sie jedoch viel früher, so daß Beschwerden nicht selten bereits in der Lebensmitte auftreten. Krampfadern gehören zwar nicht zu den typischen Alterskrankheiten, verschlimmern sich im Alter aber häufig.

Arteriosklerose

Unter dem Oberbegriff Arteriosklerose (umgangssprachlich Arterienverkalkung) faßt man krankhafte Arterienveränderungen zusammen, die aus unterschiedlichen Gründen entstehen. Im Prinzip unterscheidet man heute die folgenden beiden Grundformen:

- Arteriosklerose jüngerer Menschen (etwa bis zum 50. Lebensjahr), bei der es zu bindegewebigen Verhärtungen der Arterienwand, teils auch zu Fett-, selten Kalkeinlagerungen mit Verengungen der Gefäßlichtung kommt. Im allgemeinen sind davon nur einzelne Gefäßabschnitte betroffen. Die Ursachen kennt man noch nicht sicher. Lange wurden vor allem angeborene (also vom Fettverzehr unabhängige) Störungen des Fettstoffwechsels vermutet, die bei vielen Betroffenen bestehen; sie allein erklären den krankhaften Prozeß aber nicht zufriedenstellend. Inzwischen nimmt man an, daß häufig auch noch eine Störung des Zuckerstoffwechsels eine Rolle spielt. Außerdem könnte eine anlagebedingte Schwächung der Arterienwand oder eine Gefäßinfektion als Auslöser in Frage kommen. Auch hoher Blutdruck und die Schadstoffe im Rauch sind zweifellos an dieser Form der Arteriosklerose beteiligt, nicht zu vergessen Streß und andere seelisch-nervöse Belastungen, deren Bedeutung man aber noch nicht genau einschätzen kann.
- Arteriosklerose im Alter (jenseits des 50. Lebensjahrs), die ausgedehnte Bezirke des Gefäßsystems betreffen kann; dabei spielen vor allem die natürlichen Alterungs- und Verschleißvorgänge eine Rolle, ferner oft erhöhter Blutdruck, der das Gefäßsystem schädigt, und zu reichliche Fett- und Kohlenhydratzufuhr mit der üblichen Zivilisationskost. Als Folge kommt es zur bindegewebigen Verdickung der Gefäßwände mit nachlassender Elastizität und Einlagerung von organi-

schen Schlacken (vor allem Cholesterin) und anorganischen Schlacken (insbesondere Kalzium). Die Gefäßlichtung wird dadurch immer stärker eingeengt, bis es schließlich zum völligen Verschluß einer Arterie kommen kann (siehe Abb. 3).

Bei beiden Formen der Arteriosklerose nimmt man auch noch an, daß anlagebedingte Faktoren eine Rolle spielen. Aber sie allein müssen nicht zur deutlichen Veränderung an den Arterienwänden führen, sondern können bis ins hohe Alter weitgehend „stumm" bleiben. Schwere Arterienverkalkung ist also kein unausweichliches Schicksal, obwohl sie in leichterer Form irgendwann jeden Menschen betrifft. Vermutlich sind auch die Arterien von der Natur so angelegt, daß sie über 100 Jahre lang ihre Funktionen ausreichend erfüllen können.

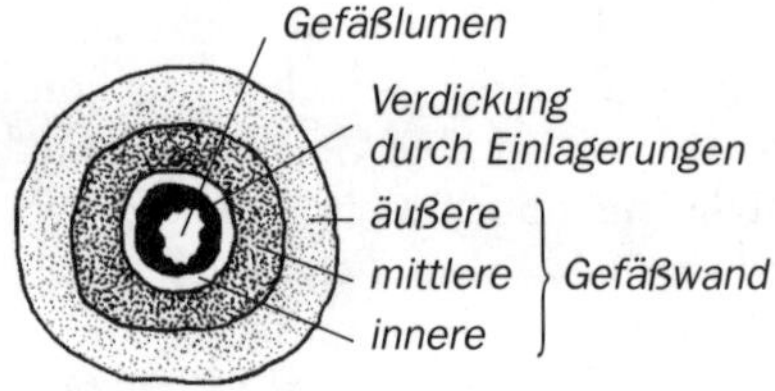

Abb. 3: *Arteriosklerotisch verändertes Gefäß*

Die **Symptome** der Arteriosklerose sind sehr unterschiedlich, abhängig davon, wie stark die Gefäße verhärtet und eingeengt werden und welche Gefäßabschnitte hauptsächlich betroffen sind. Zu den häufigsten Symptomen gehören:

- Chronisch mangeldurchblutete, kalte, bläulich oder weißlich verfärbte Gliedmaßen.
- Wadenschmerzen beim Gehen durch Mangeldurchblutung der Beine.
- Anfallsweise Herzschmerzen bei Sklerose der Herzkranzgefäße (siehe Angina pectoris, Seite 62), die schließlich zum Infarkt führen kann.
- Kopfschmerzen, Schwindel, Ohrensausen, Gedächtnis-, Konzentrationsstörungen und nachlassende geistige Leistungsfähigkeit bei Hirngefäßsklerose (siehe Seite 43) mit Risiko eines Schlaganfalls.

- Nachlassende Funktionen anderer Organe mit unterschiedlich schweren Funktionsstörungen, zum Beispiel bei Mangeldurchblutung der Verdauungsorgane oder Nieren.

Die genaue Diagnose der Arteriosklerose ist immer nur durch gründliche Untersuchung möglich. Diese soll beim geringsten Verdacht so früh wie möglich durchgeführt werden, weil der weitere Verlauf der Arteriosklerose dann noch gehemmt werden kann. Bereits bestehende Arterienveränderungen lassen sich allerdings kaum mehr vollständig zurückbilden.

Da Arteriosklerose durch mehrere Faktoren entsteht, muß auch die **Behandlung** von komplexer Natur sein. Allein durch die bis heute propagierte deutliche Einschränkung der Fett- bzw. Cholesterinzufuhr läßt sich in der Regel keine ausreichende Wirkung erzielen. Trotzdem bildet eine sinnvolle Reform der üblichen falschen Ernährung eine Grundlage der Therapie.

Diät bei Arteriosklerose folgt den bei Altersschwäche genannten Grundsätzen der Vollwertkost (siehe Seite 33ff.). Wichtig sind vor allem folgende Maßnahmen:

- Einschränkung der Gesamtfettzufuhr, wobei tierische Fette zugunsten der pflanzlichen deutlicher verringert werden sollen, weil darin auch mehr Cholesterin enthalten ist.
- Weitgehender Verzicht auf „leere“ Kohlenhydrate (wie Zucker und Süßigkeiten), die wahrscheinlich mit zur Arteriosklerose beitragen.
- Einschränkung des Kochsalzverbrauchs auf 5–6 g täglich, vor allem bei Bluthochdruck.
- Abbau von Übergewicht durch verminderte Kalorienzufuhr, wobei extreme Reduktionsdiäten aber zu unterlassen sind.
- Reichlicher Verzehr pflanzlicher Rohkost, die auch die übermäßige Gerinnungsneigung des Bluts günstig beeinflußt.
- Mäßiger Konsum von Alkohol (sofern verträglich), der in kleinen Dosen – nicht mehr als 0,5 l Bier oder 0,25 l Wein täglich – sogar einen günstigen Einfluß auf das Herz-Gefäß-System nimmt.

Weitere Diätmaßnahmen, insbesondere längere Kuren, bleiben stets der Verordnung durch den Therapeuten vorbehalten.

Bewegung bildet die zweite Säule der Arteriosklerosetherapie. Sie trägt mit zum Abbau von Übergewicht bei, beeinflußt den Fettstoffwechsel günstig, stärkt den Herzmuskel, trainiert das Gefäßsystem und kann Bluthochdruck schonend senken. Dazu gilt, was bei Altersschwäche (siehe Seite 35) ausgeführt wurde; insbesondere muß jede Überforderung vermieden und regelmäßig trainiert werden.

Physikalische Maßnahmen ergänzen die nichtmedikamentöse Behandlung oft gut. Vor allem die folgenden beiden Anwendungen bewähren sich oft, um die Durchblutung zu verbessern:

- Wechselwarme Fuß-(genauer Unterschenkel-)bäder werden mit zwei speziellen Fußbadewannen oder ausreichend großen anderen Gefäßen durchgeführt, die man so hoch mit Wasser füllt, daß es ungefähr bis zur Wadenmitte reicht. In das eine Gefäß kommt 38 °C warmes Wasser, dem man fertigen Heublumenextrakt nach Gebrauchsanweisung zufügt, in das andere naturkaltes Wasser aus der Leitung. Zunächst taucht man beide Unterschenkel gleichzeitig ins warme Wasser und bleibt 3 Minuten darin, dann wechselt man rasch für 5–10 Sekunden ins kalte Wasser und kehrt danach wieder für 3 Minuten ins warme Bad zurück. Insgesamt wechselt man 3mal zwischen warm und kalt, beendet wird immer kalt. Dann trocknet man die Beine mit einem groben Tuch kräftig ab. Die durchblutungsfördernde Wirkung der Wechselanwendung beschränkt sich nicht auf die Beine, sondern setzt sich in den ganzen Körper fort. Man badet täglich 1–2mal in dieser Weise.
- Abwaschungen mit kaltem Wasser, die bei Altersschwäche (siehe Seite 35) beschrieben wurden, fördern die Durchblutung und Gefäßregulation ebenfalls; sie werden am besten täglich morgens angewendet.

Andere Wasseranwendungen, vor allem warme Vollbäder, sind bei Arteriosklerose problematisch, weil sie im Einzelfall schlecht vertragen werden. Deshalb dürfen sie nur nach ausdrücklicher Anweisung durchgeführt werden.

Medikamentöse Therapie der Arteriosklerose wird immer fachmännisch verordnet. Da in der Regel eine Langzeit- oder Dauerbehandlung notwendig ist, eignen sich pflanzliche und homöopathische Mittel ohne Nebenwirkungen am besten. Unter den Heilpflanzen sind vor allem folgende in Form fertiger Arzneimittel mit stets gleichbleibendem Wirkstoffgehalt hervorzuheben:

- Knoblauch, der vor allem die Blutfettwerte günstig beeinflußt und das Blut wieder „dünnflüssiger" macht; ferner scheint er die Sauerstoffausnutzung zu verbessern.
- Weißdorn, der für das Herz sehr wichtig ist, aber auch die Arterien günstig beeinflußt und die Durchblutung verbessert; bei Bluthochdruck ergänzt man durch *Mistel*, die eine schonende Senkung der Blutdruckwerte bewirkt.
- Kieselsäurereiche Heilpflanzen, vornehmlich *Ackerschachtelhalm* und *Vogelknöterich*, verbessern die Elastizität der Arterien und hemmen allgemein die Altersvorgänge an den Gefäßen.

Fertige Arzneimittel enthalten oft Heilpflanzen aus allen drei genannten Gruppen. Sie ergänzen und verstärken einander in ihrer Wirkung.

Auch die Homöopathie kennt zahlreiche Heilmittel zur Behandlung von Arteriosklerose. Da es aber darauf ankommt, das individuell am besten geeignete Einzelmittel auszuwählen, erübrigt es sich, hier näher darauf einzugehen.

Oft empfiehlt sich auch die Einnahme von *Magnesium* als Arzneimittel, das heute mit der Nahrung nicht immer ausreichend zugeführt wird. Besonders alte Menschen, deren Magnesiumbedarf erhöht ist, leiden deshalb an Mangelzuständen. Der Mineralstoff beeinflußt Cholesterinwerte und Blutgerinnung günstig und scheint dem Herzinfarkt vorzubeugen, außerdem vermeidet er bis zu einem gewissen Grad Streßschäden am Herz-Gefäß-System. Die Einnahme von Magnesium erfolgt kurmäßig nach Verordnung.

Enzym-, Ozon- oder Zelltherapie können auch bei ausgeprägter Arteriosklerose noch deutlich wirken, vor allem die Durchblutung und Sauerstoffversorgung verbessern und hohe Blutfettwerte senken. Ob diese Heilverfahren angezeigt sind, muß vom Therapeuten beurteilt werden. Jedenfalls sind sie meist den chemischen Arzneimitteln vorzuziehen.

Streß im Beruf und/oder Privatleben spielt bei Arteriosklerose als Mitverursacher oft eine Rolle. Man muß daher versuchen, ihn auf ein weniger schädliches Maß zu verringern. Das hängt von den individuellen Lebensumständen ab und kann deshalb hier nicht genauer ausgeführt werden.* Entspannungstechniken wie *Autogenes Training* sind praktisch immer hilfreich, oft auch spezielle Anti-Streß-Kurse an Volkshochschulen, bei Krankenkassen oder privaten Institutionen.

Rauchen muß unbedingt aufgegeben werden, sonst bleiben alle therapeutischen Maßnahmen nur Stückwerk. Es steht außer Zweifel, daß Nikotin als Gefäßgift, aber auch die zahlreichen anderen Schadstoffe im Tabakrauch das Herz-Gefäß-System nachhaltig schädigen und Arteriosklerose, Bluthochdruck, Infarkt sowie Schlaganfall zumindest begünstigen. Aus diesem Grund führt kein Weg an der *Raucherentwöhnung* vorbei. Je früher man damit beginnt, desto günstiger sind die Chancen, daß sich die Schäden (auch das Krebsrisiko) weitgehend zurückbilden. Da viele Menschen aus eigener Kraft nicht vom Nikotin loskommen, empfiehlt es sich oft, dazu einen speziellen Kurs an Volkshochschulen, bei Krankenkassen oder Therapeuten zu belegen. Auch von Rückfällen darf man sich nicht entmutigen lassen, sondern den Nikotinverzicht eben nochmals versuchen, bis man es geschafft hat.

Bei fortgeschrittener Arteriosklerose, die durch eine Langzeittherapie mit den obigen Maßnahmen nicht mehr ausreichend gebessert werden kann, sind im Einzelfall auch chirurgische Eingriffe angezeigt. So kann man heute zum Beispiel stark verengte Arterien wieder dehnen oder verschlossene Abschnitte durch einen Bypass umgehen. Alle diese operativen Hilfen beseitigen aber nicht die eigentlichen Ursachen der Arteriosklerose. Daher ist auch nach gelungener Operation die oben beschriebene Ganzheitstherapie anzuraten.

* Dazu empfehlen wir das Humboldt-Taschenbuch ht 452 „Schluß mit dem Streß“ von Gerhard Leibold.

Hirngefäßsklerose – Schlaganfall

Wenn die Arteriosklerose die Hirnarterien betrifft, kommt es zum Krankheitsbild der Zerebralsklerose. Bei vielen Betroffenen beschränkt sich die Arteriosklerose allerdings nicht auf das Gehirn, sondern es bestehen auch in anderen Körperregionen unterschiedlich ausgeprägte arteriosklerotische Veränderungen mit den bereits genannten Symptomen (siehe Seite 38f.).

Die Sklerose der Hirnarterien entwickelt sich schleichend und beginnt nicht selten schon in jungen Jahren. Die **Symptome** bleiben lange Zeit so unauffällig, daß man sie nicht beachtet. Erst in fortgeschrittenen Fällen, wenn das Gehirn immer weniger mit Blut versorgt wird, kommt es dann vor allem zu folgenden ausgeprägten Beschwerden:

- Nachlassen der allgemeinen Leistungsfähigkeit, abnorm rasche Ermüdung, Gedächtnis-, Konzentrations-, teilweise auch Sprachstörungen.
- Neigung zu Kopfschmerzen, Schwindelanfällen, oft auch Ohrensausen.
- Psychische Veränderungen, vor allem gereizte oder depressive Stimmungslage, Kritik-, Urteils- und Antriebsschwäche, Starrsinn, oft auch krankhaftes Mißtrauen.
- In fortgeschrittenen Fällen Verwirrtheitszustände, Orientierungsstörungen, Abbau der Persönlichkeit mit schwerwiegenden Veränderungen und geistige Störungen (Demenz).

Als Komplikation droht der *Schlaganfall*. Ihm gehen oft vorübergehende ischämische Anfälle als ernstes Warnzeichen voraus. Dazu kommt es, wenn ein minderdurchblutetes Areal des Gehirns seine Funktionen nicht völlig einstellt, sondern nur vorübergehend „schläft“ (medizinisch spricht man von „sleeping neurons“ = schlafende Nervenzellen), bis durch eine andere Blutbahn (Anastomose) wieder mehr Blut zugeführt wird. Solche Attacken führen oft zu leichten Störungen des Bewußtseins, vielleicht auch zur kurzen Lähmung eines Glieds oder zu leichten Sprachstörungen. Spätestens innerhalb von 24 Stunden bilden sich diese Beschwerden wieder vollständig zurück, kehren aber immer wieder. Bei etwa der Hälfte der Betroffenen kommt es in-

nerhalb eines Jahres zum Schlaganfall, der sich durch rechtzeitige Behandlung aber vermeiden läßt.
Schlaganfälle treten heute immer früher auf, im Durchschnitt mit 48 Jahren; aber auch 20- bis 30jährige Patienten sind keine Seltenheit mehr. Der apoplektische Insult entsteht meist auf der Grundlage einer Zerebralsklerose, wenn ein Blutpfropf eine Hirnarterie verlegt, seltener auch durch Zerreißung einer Arterie mit Hirnblutung. Als Folge wird ein unterschiedlich großes Hirnareal nicht mehr genügend durchblutet, die Zellen gehen zugrunde. Um diesen abgestorbenen Herd herum befinden sich „schlafende" Hirnzellen, die ihre Funktionen eingestellt haben, aber noch nicht gleich, sondern erst nach etwa 6 Monaten endgültig zugrundegehen.

Die *Symptome* eines Schlaganfalls hängen vom Sitz und der Ausdehnung der Schädigung ab. Da die „schlafenden" Zellen durch Anastomosen wieder mit mehr Blut versorgt werden können, bleiben die anfänglichen Symptome nicht unbedingt alle bestehen, sondern bilden sich teilweise zurück. Für bis zu 1/3 der Patienten endet der erste Schlaganfall sofort oder innerhalb von 6 Wochen tödlich. In den folgenden 3 Jahren sterben 50–75 % der Überlebenden an einem zweiten Schlaganfall. Es kann aber auch noch zu weiteren Schlaganfällen kommen, wobei das Risiko des tödlichen Ausgangs mit jedem höher wird.
In den meisten akuten Fällen führt der Schlaganfall zunächst zur Lähmung einer Körperhälfte. Hinzu kommen oft Bewußtseinsstörungen bis zur völligen Bewußtlosigkeit, Schwindel, Erbrechen, Sprach- und Sehstörungen. In leichten Fällen treten die Symptome nur mäßig auf, können sogar „übersehen" werden. Ausgelöst werden Schlaganfälle häufig durch vorübergehenden Blutdruckabfall, vor allem in der Nacht oder bei Entspannung und Ruhe.

Die Zerebralsklerose hat die gleichen Ursachen wie die allgemeine Arteriosklerose, Bluthochdruck scheint dabei oft eine besonders wichtige Rolle zu spielen. Die **Behandlung** der Hirngefäßsklerose und die Vorbeugung des Schlaganfalls oder Vermeidung eines weiteren entspricht deshalb den Maßnahmen, die bei Arteriosklerose schon beschrieben wurden (siehe Seite 39ff.).

Anfallsweise ischämische Attacken müssen so rasch wie möglich fachlich untersucht werden, ehe es zum akuten Schlaganfall kommt.

Besteht Verdacht auf einen Schlaganfall, muß der Patient sofort in die Klinik eingewiesen werden, wo man die Diagnose stellt und die notwendige Therapie einleitet.

Im Anschluß daran wird meist eine längere Nachsorge in einer Rehabilitationsklinik notwendig. Dort lernt der Patient vor allem, durch krankengymnastische Übungen seine Beweglichkeit so weit wie möglich zu verbessern und mit seinen Restsymptomen zu leben. In die Nachsorge sollten auch die Angehörigen einbezogen werden, die den Patienten nach der Entlassung bei schwerer Behinderung versorgen. Sie lernen dort alles, was zur Pflege des chronisch Kranken notwendig ist. Empfehlenswert ist es, sich rechtzeitig vor der Entlassung eines behinderten Angehörigen mit der örtlichen Sozialstation in Verbindung zu setzen, damit alle Pflege- und Behandlungsmaßnahmen, die von Laien nicht oder schwer durchgeführt werden können, vom Fachpersonal übernommen werden.
Die Einweisung in ein Pflegeheim sollte man dem Patienten möglichst ersparen, denn dort verkümmert er trotz aller Bemühungen des Personals fast immer. In der Geborgenheit der Familie dagegen findet er oft die günstigsten Bedingungen, um trotz seiner chronischen Krankheit noch aktiv am Leben teilzunehmen. Das kann seinen Zustand im Lauf der Zeit noch verbessern. Allerdings bedeutet ein schwerkranker alter Mensch in der Familie immer eine hohe Belastung, die nicht alle Angehörigen ertragen wollen oder aus praktischen Gründen können. Eine Entscheidung kann immer nur im Einzelfall zusammen mit dem Therapeuten getroffen werden. Egoismus sollte dabei keine Rolle spielen, aber die Anstrengung darf auch nicht bis zur Selbstaufopferung führen.
Manchmal kann eine *Operation* den Schlaganfallpatienten vor den schlimmsten bleibenden Folgen bewahren. Sie muß aller-

dings in den ersten 4–6 Monaten durchgeführt werden, ehe die „schlafenden“ Hirnzellen um den abgestorbenen Herd vollends zugrundegehen. Der Eingriff wird als „extra-intra-kranialer arterieller Bypass“ (kurz EIAB) bezeichnet. Dabei verbindet man eine äußere Schläfenarterie mit einem Ast der mittleren Hirnarterie, um den Gefäßverschluß zu umgehen. Diese Operation kann bei erhöhtem Schlaganfallrisiko auch schon vorbeugend durchgeführt werden. Sie wird bisher aber erst an wenigen Universitätskliniken vorgenommen, vor allem in Basel, Freiburg, Mainz, München und Wien.

Gefäßverschlüsse – Altersbrand

Der teilweise oder völlige Verschluß einer arteriosklerotisch veränderten Arterie kann überall im Körper eintreten. Dann kommt es zur Blutleere in dem betroffenen Organ oder Körperbezirk. Die **Symptome** hängen vom Sitz der Schädigung ab, unter anderem treten Schmerzen und Funktionsstörungen im Bereich der Verdauungsorgane oder Nieren auf. Sie können nur durch fachliche Untersuchung genau geklärt werden.
Besonders oft entstehen Gefäßverschlüsse in den Beinarterien. Da Raucher am häufigsten davon betroffen sind, spricht man auch vom „Raucherbein“. Gebräuchlich ist ferner die Bezeichnung „intermittierendes Hinken“ oder „Schaufensterkrankheit“, weil die Wadenschmerzen beim Gehen die Patienten zum Hinken veranlassen oder zum häufigen Stehenbleiben zwingen – oft bleiben die Betroffenen vor Schaufenstern stehen, um ihr Leiden zu kaschieren.

Die Arteriosklerose der Beinarterien zeigt vor allem folgende Symptome: schmerzhafte Wadenkrämpfe als Folge des Sauerstoffmangels der Muskulatur, außerdem chronisch kalte, weißlich bis bläulich verfärbte Beine. Ferner bestehen häufig Anzeichen der allgemeinen Arteriosklerose, denn sie muß sich nicht auf die Beinarterien beschränken. Die Wegstrecke, die schmerzfrei zurückgelegt werden kann, wird im Verlauf der Krankheit immer kürzer, je stärker die Durchblutung behindert wird.

Zur **Behandlung** sind die gleichen Maßnahmen wie bei allgemeiner Arteriosklerose (siehe Seite 39ff.) erforderlich. In schweren Fällen kann auch eine Umgehung der verengten Arterien durch einen *Bypass* angezeigt sein. (Bypass = Umgehungsweg: Bei Verschlüssen in Blutgefäßen werden die unterbrochenen Bereiche durch ein aus Kunststoff oder aus Venen gebildetes Ersatzgefäß umgangen.) Oft wird in fortgeschrittenen Fällen das Bein auch amputiert. Das geschieht bei uns rund 20 000mal jährlich, viel zu häufig, wie Medizinkritiker meinen. Tatsächlich sollen nur etwa 2000 dieser Operationen wirklich unumgänglich notwendig sein. Ehe man einer Amputation zustimmt, die zur dauernden Behinderung führt und die Ursachen nicht beseitigt, sollte in jedem Fall eine *Ozontherapie* versucht werden, die auch in scheinbar aussichtslosen Fällen noch helfen kann, wie folgender Fall aus meiner Praxis zeigt.

Fall 2

Der Patient, ein fast 80jähriger Mann, litt seit 15 Jahren am „Raucherbein“, das bei ihm tatsächlich auf den hohen Zigarettenkonsum zurückzuführen war. Vor etwa 10 Jahren rieten ihm die Ärzte dringend zur Amputation, weil alle Therapieversuche versagten und er auch nicht bereit war, das Rauchen aufzugeben. In dieser Situation kam er erstmals in meine Praxis, denn er fürchtete die Amputation.

Ich verordnete neben homöopathischen Mitteln sofort eine Ozontherapie, die recht gut wirkte. Aber im Lauf der nächsten Jahre kam er immer wieder zu mir, weil die Wirkung nicht dauernd anhielt, denn er rauchte nach wie vor stark. Jedesmal konnte die Ozontherapie die Amputation vermeiden. Auch heute kommt der Mann regelmäßig zu mir, wenn wieder einmal eine Amputation angezeigt erscheint. Vermutlich wird ihm die immer wieder durchgeführte Ozontherapie bis ans Lebensende eine solche Operation ersparen.

Dieser Fall soll aber nicht zum Leichtsinn verführen. Die Ozontherapie hilft nicht immer so gut, insbesondere dann nicht, wenn das Rauchen nicht aufgegeben wird. Aber er zeigt doch, daß man

Menschen nicht voreilig durch eine Amputation „verstümmeln" darf, ehe alle anderen Maßnahmen der alternativen Medizin ausgeschöpft wurden.

Unumgänglich wird eine Amputation oft beim fortgeschrittenen *Altersbrand.* Dabei stirbt das durch Verlegung einer verkalkten Arterie nicht mehr durchblutete Gewebe ab. Entweder kommt es dann zur Mumifizierung mit „vertrocknetem", schwärzlich verfärbtem Gewebe oder zum feuchten Brand mit Fäulnisprozessen und drohender lebensgefährlicher Blutvergiftung. Hauptsächlich tritt der Brand an den Zehen auf, seltener an den Fingern oder anderen Körperteilen.
Zum Altersbrand kommt es aber nicht von heute auf morgen. Zunächst treten Kälte und Blaufärbung der betroffenen Körperpartie als *Vorzeichen* auf. Wenn dann rasch behandelt wird, läßt sich der Gewebetod meist vermeiden. Die Ozontherapie hat sich auch in solchen Fällen gut bewährt. Außerdem kann der Therapeut, der immer zugezogen werden muß, durchblutungsfördernde Arzneimittel zur inneren und äußeren Anwendung verordnen, vor allem die exotische Heilpflanze Ginkgo biloba, Roßkastanie und homöopathische Wirkstoffe. Zusätzlich sind die bei Arteriosklerose beschriebenen Wechselfußbäder (siehe Seite 40) angezeigt.
Wenn diese *Therapie* zu spät beginnt und nicht mehr ausreichend wirkt, droht sich der Brand auszudehnen, es kann zu lebensgefährlichen Infektionen kommen. Dann ist es für eine konservative Behandlung oft zu spät, eine Amputation wird unvermeidlich, will man lebensbedrohliche Komplikationen abwenden.

Krampfadern und offenes Bein

Die als Krampfadern bezeichnete Erweiterung und Schlängelung der Venen vor allem des Unterschenkels gehört zwar nicht zu den Alterskrankheiten im eigentlichen Sinn, sondern kann schon in jungen Jahren auftreten, aber mit der Alterung der Blutgefäße verschlimmern sie sich oft, und das Risiko, an einem hartnäckigen Krampfadergeschwür (offenes Bein) zu erkranken, erhöht sich. Deshalb soll hier auch auf diese verbreitete Krankheit, an der bei uns jeder Zehnte (mehr Frauen als Männer) leidet, kurz eingegangen werden.* Grundursache der Krampfadern ist häufig eine anlangebedingte Bindegewebsschwäche, die bei Frauen wegen ihrer anderen Bindegewebsstruktur vermehrt auftritt. Sie kann dazu führen, daß die Venenwände stärker erschlaffen und die Venenklappen nicht mehr ganz dicht schließen, so daß sich Blut in den Beinvenen staut. Die Veranlagung allein muß aber nicht unbedingt zu Krampfadern führen. Häufig kommen noch folgende Ursachen hinzu:

- Bewegungsmangel, der die Beinmuskeln erschlaffen läßt; dann finden die der Muskulatur benachbarten Venen nicht mehr genügend Halt, und die Blutzirkulation wird nicht mehr durch Muskelbewegungen (Venen-Muskel-Pumpe, siehe Abb. 4) unterstützt.
- Vorwiegend sitzende Lebensweise, die ebenfalls zur Muskelerschlaffung führt; außerdem wird dabei eine große Vene an der Rückseite des Beins so abgeknickt, daß sie weniger Blut weiterleitet und der Rest von anderen Venen aufgenommen werden muß, die dadurch überfordert werden können.
- Häufiges Stehen (meist berufsbedingt), wobei sich mehr Blut in den Venen staut; dabei wird auf die Venenwände höherer Druck ausgeübt, was im Lauf der Zeit zu einer Erweiterung führt.

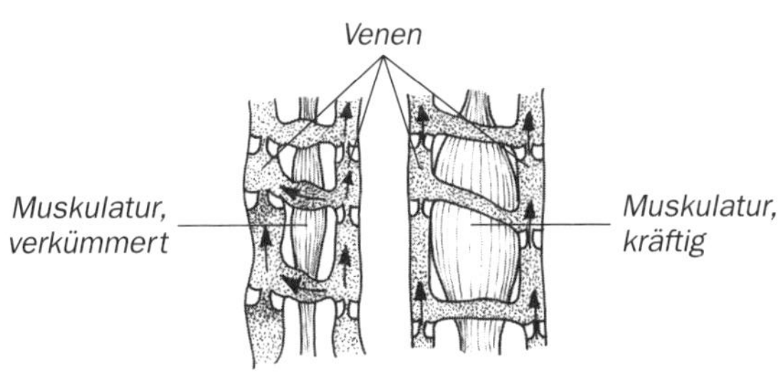

Abb. 4: *Prinzip der Venen-Muskel-Pumpe*

* Ausführlich informiert darüber das Humboldt-Taschenbuch ht 675 „Gesunde und schöne Beine" von Gerhard Leibold.

- Durchblutungsstörungen im Bauch-Becken-Raum mit Druckerhöhung in den Beinvenen durch Blutstauung, die vor allem mit Übergewicht (Fettansatz am Bauch), chronischer Darmträgheit und Schwangerschaft zusammenhängen.
- Zu enge Kleidung, die zu Durchblutungsstörungen im Bauch-Becken-Raum führt, und falsches Schuhwerk (vor allem zu hohe Absätze), das zu Fehlhaltungen mit Verkümmerung der Wadenmuskulatur und Blutstauung in den Beinvenen beiträgt.

Meist treffen mehrere dieser Faktoren zusammen, ehe die oberflächlichen, seltener die tieferen Venen der Beine erschlaffen und sich erweitern.

Anfängliche **Symptome** sind chronisch schwere, müde Beine, bald darauf auch Schwellungen, vor allem an den Fußknöcheln, die meist erst im Tagesverlauf deutlicher auftreten. Im weiteren Verlauf entstehen Mißempfindungen (wie Brennen, Kribbeln) in den Beinen, später auch krampfartige Schmerzen. Im Gegensatz zu den schmerzhaften Wadenkrämpfen bei Arteriosklerose der Beinarterien bessern sich diese Schmerzen durch Bewegung, weil dadurch die venöse Durchblutung gefördert wird.
Eindeutig erkennbar werden die Krampfadern für die Betroffenen, wenn sich die Venen nach einiger Zeit deutlich sichtbar erweitern und stärker vortreten. Über den Venenklappen treten sichtbare kugelige Vorwölbungen als Folge der Blutstauung auf. Die Haut über den Krampfadern wird allmählich infolge der Mangeldurchblutung dünner und verfärbt sich bläulich, das sauerstoffarme Blut schimmert bläulich-violett durch die Haut. Mit dem Hautschwund kann Juckreiz einhergehen, oft entwickelt sich auch ein chronisches, heftig juckendes Stauungsekzem.
Wenn tiefere Krampfadern bestehen, nimmt man an der Hautoberfläche kaum etwas davon wahr. Warnzeichen sind dann vor allem deutliche Schwere in den Beinen und zunehmende Schmerzen. Die genaue Diagnose läßt sich in solchen Fällen aber nur durch gründliche Untersuchung stellen, denn es können auch andere Ursachen bestehen.

Ohne **Behandlung** entwickelt sich bei Krampfadern nicht selten ein *Unterschenkelgeschwür*. Dabei bricht die mangeldurchblutete, dünne Haut geschwürig auf, entweder von selbst oder nach einer geringfügigen Verletzung. Gehäuft kommt es bei älteren Menschen zu diesem *offenen Bein*. Infolge der Minderdurchblutung kann das Geschwür kaum ausheilen, sondern neigt zur Ausbreitung und frißt sich sogar in die Tiefe bis auf den Knochen durch. Es wird bis handtellergroß und verursacht erhebliche Schmerzen. Tritt eine Infektion hinzu, droht Wundrose oder eine lebensgefährliche Blutvergiftung, zuweilen kann nur die Amputation des Unterschenkels das Leben retten. Selbst nach scheinbarer Abheilung treten solche Geschwüre oft erneut auf.

Bei bekannter Veranlagung (familiärer Häufung) zu Krampfadern oder bei den ersten Warnzeichen soll sofort mit der *vorbeugenden Therapie* begonnen werden. Im Mittelpunkt steht dabei ausreichend *Bewegung*, um die Venen-Muskel-Pumpe (siehe Abb. 4, Seite 49) zu verbessern. Tägliche flotte Spaziergänge von mindestens ½ Stunde Dauer, Radfahren, Joggen und andere Sport- und Gymnastikübungen speziell zum Training der Beinmuskulatur sind dazu notwendig. Aber nur durch regelmäßiges Training darf man eine gute, anhaltende Beeinflussung der Venendurchblutung erwarten. Längeres Stehen und Sitzen sollen vermieden werden, zwischendurch muß man sich immer wieder kurz Bewegung verschaffen, um den venösen Blutstrom anzuregen. Allein durch diese aktive Therapie bessern sich die Beschwerden allmählich deutlich oder verschwinden vollständig.
Zusätzlich empfiehlt es sich, die Venen durch *Kaltwasseranwendungen* zu trainieren. Eine einfache Möglichkeit ist das *Wassertreten* in der Badewanne, das man wie folgt durchführt:

- Die Wanne so hoch mit kaltem Wasser füllen, daß es bis über die Wadenmitte reicht. Darin geht man etwa 2 Minuten auf und ab, wobei man bei jedem Schritt ein Bein ganz aus dem Wasser hebt. Die Anwendung soll vor allem abends durchgeführt werden, wenn die Beschwerden meist besonders ausgeprägt sind. Anschließend trocknet man kräftig mit einem groben Tuch ab, und zwar immer herzwärts (Richtung Knie), damit das Blut nach oben ausgestrichen wird.

Bei stärkeren Krampfadern wird der Therapeut zusätzlich durchblutungsfördernde pflanzliche oder homöopathische *Medikamente* verordnen. Gut bewährt hat sich vor allem Roßkastanie, die innerlich und äußerlich angewendet wird. Dadurch fördert man die venöse Durchblutung und strafft die Venenwände. Zusätzlich können Heilpflanzen, die Kieselsäure enthalten (wie Ackerschachtelhalm) in fertiger Zubereitung nützlich sein, um die Elastizität der Venenwände zu verbessern.

Passive Maßnahmen wie *Stützstrümpfe und -verbände*, die von der Schulmedizin oft verordnet werden, können durch den Druck auf die erweiterten Venen zwar die Beschwerden bessern, sind aber nicht nur unbequem, sondern auf Dauer auch wenig hilfreich. Im Lauf der Zeit führen sie eher zur noch stärkeren Erschlaffung der Venen. Deshalb sollten sie nur vorübergehend verwendet werden, bis aktive Therapie ausreichend wirkt. Wenn anders keine Besserung herbeizuführen ist, kann die chirurgische *Verödung* der Krampfadern grundsätzlich immer dem dauernden Tragen von Stützstrümpfen und -verbänden vorgezogen werden. Da die Ursachen dadurch jedoch nicht beseitigt werden, drohen auch nach erfolgreicher Operation Rückfälle, denen durch die oben beschriebene aktive Bewegungs- und Wassertherapie vorgebeugt werden muß.

Das offene Bein erfordert wegen seiner Risiken rasche fachliche Behandlung, die ebenfalls für bessere Durchblutung sorgen muß – ansonsten wirken alle anderen Maßnahmen wenig. Unter dieser Voraussetzung kann eine Ozontherapie, teils ergänzt durch Enzyme und homöopathische Mittel, das Geschwür oft bald dauerhaft heilen. Die äußerliche Behandlung allein nützt wenig, dadurch kommt es nicht selten zum heftig juckenden Salbenekzem. Im Einzelfall kann ein hartnäckiges Unterschenkelgeschwür nur chirurgisch behandelt werden. Danach muß aktiv die Durchblutung verbessert werden, um baldige Rückfälle zu verhüten.

Hoher und niedriger Blutdruck

Auch Veränderungen des Blutdrucks gehören nicht zu den typischen Alterskrankheiten, sondern treten in jedem Lebensalter auf. Vor allem niedriger Blutdruck (Hypotonie) besteht oft fast ein Leben lang, während Bluthochdruck (Hypertonie) gehäuft etwa ab der Lebensmitte auftritt. Da beide Störungen der Blutdruckregulation aber Auswirkungen auf das Herz-Kreislauf-System und seine Alterskrankheiten haben, muß hier kurz darauf eingegangen werden.

Niedriger Blutdruck

Hypotonie kann nicht genau definiert werden. Als untere Grenze zwischen Normbereich und Hypotonie gilt ein Wert um 105–100/75–70, darunter kommt es zur ungenügenden Blutversorgung der Organe. Er muß auch keinen Krankheitswert haben, das hängt vor allem von den individuellen **Symptomen** ab, die allerdings erhebliche Beschwerden darstellen können. Schwindel, Neigung zur Ohnmacht, Kopfschmerzen, Leistungs-, Konzentrations- und Antriebsschwäche, chronische Müdigkeit, Gereiztheit, unklare Glieder- und Rückenschmerzen, kalte Gliedmaßen, Potenzstörungen, depressive und Angstzustände gehören zu den häufigsten Folgen.

Zwar gilt niedriger Blutdruck als eine Art „Lebensversicherung", weil er Herz und Gefäße schont, aber das trifft so pauschal nicht zu. Im Alter kann er zum Beispiel ebenso wie Bluthochdruck das Risiko von Schlaganfällen erhöhen.

Außerdem kann Blutunterdruck als Symptom auf ernste Krankheiten hinweisen, vor allem Herz- und Drüsenstörungen oder Infektionskrankheiten. Relativ harmlos ist meist nur der primäre, ohne andere Krankheit auftretende niedrige Blutdruck, der vorwiegend bei Menschen mit labilem vegetativem Nervensystem besteht. Eine genaue Diagnose der Ursachen, nach der sich die Therapie richtet, ist nur durch die fachliche Untersuchung möglich.

Einfache Hypotonie ohne Krankheitswert erfordert vor allem eine **Behandlung** durch Bewegung und physikalische Maßnahmen. Die körperliche *Bewegung* durch Gymnastik und Sport führt vor allem dazu, daß mehr Blut aus den Beinvenen zum Herzen zurückströmt; im Lauf der Zeit kann sich außerdem die nervöse Regulation des Blutdrucks verbessern. Man muß aber regelmäßig jeden Tag entsprechend dem individuellen Leistungsvermögen trainieren, sonst erzielt man keine ausreichende Wirkung. Vor allem flottes Gehen, Joggen und Radfahren sind neben Gymnastik gut geeignet.

Physikalisch behandelt man durch *Kaltwasserreize*, die das Gefäßsystem trainieren und die Gefäßspannung verbessern, was den Blutdruck schonend erhöht. Dazu eignen sich *Wechselduschen* gut, weil der rasche Wechsel zwischen warm und kalt und umgekehrt zum besonders guten Gefäßtraining führt. Sie werden am besten morgens zur Belebung durchgeführt und können problemlos mit der Körperreinigung kombiniert werden.

- Zunächst duscht man 3 Minuten lang warm und reinigt dabei wie gewohnt den Körper. Dann stellt man die Dusche rasch (nicht allmählich) für 10 Sekunden auf kaltes Wasser um, danach ebenso rasch wieder für 3 Minuten auf warm. Insgesamt wechselt man 2mal und beendet immer kalt. Anschließend wird kräftig mit einem groben Tuch abfrottiert.

Im Tagesverlauf kann der Blutdruck einfach erhöht werden, indem man für etwa 30 Sekunden im Waschbecken kaltes Wasser über die Hände und Unterarme (dort, wo man den Puls tastet) laufen läßt. Auch kräftiges Beugen und Strecken der Arme 10–20mal hintereinander bringt den Blutdruck wieder „auf Trab".

Wenn zusätzlich eine *medikamentöse Behandlung* erforderlich ist, eignen sich Arzneimittel mit *Rosmarin* dazu oft besser als chemische Wirkstoffe. Ältere Menschen sollten Rosmarin mit *Weißdorn* zur Stärkung des Herzens kombinieren. Diese pflanzlichen Mittel können unbedenklich auch lange Zeit eingenommen werden. Homöopathische Wirkstoffe und chemische Arzneimittel zur Blutdrucksteigerung bleiben stets fachlicher Verordnung vorbehalten.

Wegen des erhöhten Schlaganfallrisikos muß niedriger Blutdruck im Alter immer behandelt werden, auch wenn er keine stärkeren subjektiven Beschwerden verursacht.

Bluthochdruck

Hypertonie ist weiter verbreitet als Hypotonie und gehört zu den wichtigsten Risiken für das Herz-Gefäß-System. Vermehrt beginnt er etwa ab der Lebensmitte und kann dann mit Arteriosklerose in Beziehung stehen; umgekehrt fördert Hochdruck aber auch die weitere Arterienverkalkung. Als Grenzwert zwischen normalem und hohem Blutdruck gilt bis zum 55./60. Lebensjahr ein Wert um 135–140/85–90, jenseits des 60. Lebensjahrs sind Werte um 150–160/90–95 tolerierbar. Grundsätzlich gilt, daß Hochdruck desto bedenklicher wird, je mehr andere Risikofaktoren (wie hohe Blutfette, Übergewicht, Rauchen), die das Herz-Gefäß-System gefährden, noch bestehen.

Hoher Blutdruck verläuft schleichend und führt zu unklaren **Symptomen**, die lange Zeit nicht beachtet werden. Deshalb können die Herz-Gefäß-Schäden bereits fortgeschritten sein, wenn die Krankheit vom Therapeuten diagnostiziert wird. Dem beugt

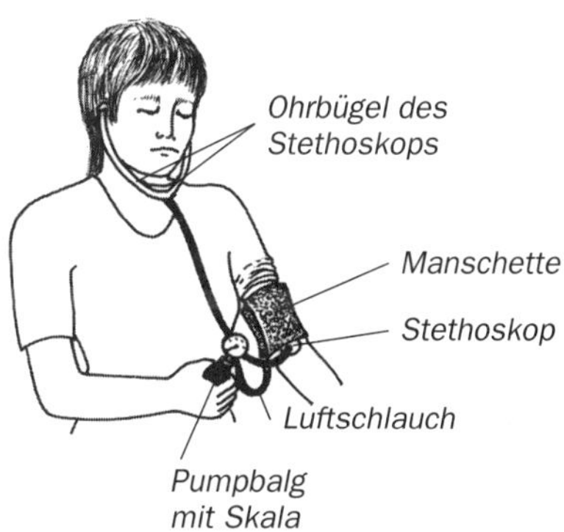

Abb. 5: *Blutdruckmeßgerät*

man vor, indem man etwa ab der Lebensmitte regelmäßig selbst den Blutdruck kontrolliert; dazu gibt es einfach zu bedienende Meßgeräte für den Hausgebrauch im Fachhandel (siehe Abb. 5, Seite 55). Eine andere Möglichkeit, den Hochdruck frühzeitig genau nachzuweisen, gibt es nicht.

An Hypertonie muß vor allem bei folgenden unklaren Warnzeichen gedacht werden:

- häufige Kopfschmerzen, Neigung zu Schwindel und Ohrensausen,
- Kurzatmigkeit schon bei geringen Anstrengungen, abnorm rasche Ermüdbarkeit,
- Leistungsschwäche, Gedächtnis-, Konzentrationsstörungen, oft auch anfallsweise Herzschmerzen.

Zum Teil lassen sich die Ursachen des Bluthochdrucks nicht genau ermitteln; dann liegt oft eine essentielle Hypertonie vor. Häufig besteht Arteriosklerose, denn die Verengung der Arterien erhöht den Widerstand in den Gefäßen, den das Blut durch höheren Druck überwinden muß. Diese Gefäßschädigung kann aber auch durch Bluthochdruck erst verursacht oder verschlimmert werden. Als weitere Ursachen kommen vor allem noch hoher Dauerstreß, Nikotinmißbrauch, manchmal auch Nierenleiden in Frage. Bei bestimmten Menschen trägt auch die meist hohe Kochsalzzufuhr durch Zivilisationskost zum Bluthochdruck bei.

Hypertonie bedarf einer frühzeitigen **Behandlung**, um bleibende Herz-Gefäß-Schäden und Komplikationen zu verhindern oder zu verzögern. Wenn keine bleibende Besserung erreicht wird, ist eine lebenslange Therapie notwendig.

So riskant hoher Blutdruck auch ist, muß man doch gerade im Alter mit chemischen Arzneimitteln, die ihn rasch senken, sehr vorsichtig sein. Erfahrungsgemäß vertragen ältere Menschen die blutdrucksenkenden Medikamente der Schulmedizin (zum Beispiel Betarezeptorenblocker) schlecht und leiden erheblich unter Nebenwirkungen. Wenn der Zustand des Patienten eine rasche, massive Blutdrucksenkung nicht dringend erforderlich macht, sind die schonender und langsamer wirkenden Naturheilmittel vorzuziehen. Wegen ihrer guten Verträglichkeit eignen sie sich auch zur Dauerbehandlung besser.

Die Behandlung des Bluthochdrucks ist immer Aufgabe des Therapeuten. Zur Grundbehandlung empfehlen sich folgende Maßnahmen:

- Umstellung der üblichen falschen Zivilisationskost auf rohkostreiche, fett- und salzarme, möglichst vegetarische Ernährung, wie sie bei Altersschwäche bereits beschrieben wurde (siehe Seite 33f.).
- Diättage oder auch längere Diätkuren zur Herz-Kreislauf-Entlastung, zum Beispiel Rohkost-, Saftfasten, Apfel-Reis- oder Kartoffeldiät.
- Abbau von Übergewicht, das bei Bluthochdruckkranken oft besteht, durch schonende, nicht extrem einseitige Reduktionsdiät.
- Regelmäßige Bewegung, die auf noch nicht ganz geklärte Weise oft zur Blutdrucksenkung führt.

Diese Grundbehandlung wird in der Schulmedizin in der Regel vernachlässigt, weil sie sich nicht direkt gegen den Hochdruck richtet. In der Naturmedizin spielt sie aber eine wichtige Rolle und hat sich gut bewährt. Sie kann sogar Arzneimittel zur Blutdrucksenkung überflüssig machen.
Wenn eine medikamentöse Behandlung erforderlich ist, eignet sich dazu vor allem die *Mistel.* Diese Heilpflanze senkt den Blutdruck langsam und schonend, aber dauerhaft. Zugleich wird dadurch das Gefäßsystem allgemein günstig beeinflußt. Grundsätzlich soll Mistel immer durch *Weißdorn* ergänzt werden, der zwar den Blutdruck kaum verändert, aber das durch den Hochdruck erheblich belastete Herz schützt und stärkt. Auch *Knoblauch* kann angezeigt sein, um der drohenden stärkeren Arteriosklerose vorzubeugen.
Wenn diese Heilpflanzen in schweren Fällen nicht ausreichen, verordnet die Naturmedizin oft die Droge *Rauwolfia,* die stärker blutdrucksenkend wirkt. Sie wird aber nicht immer gut vertragen. Auch homöopathische Zubereitungen mit Rauwolfia sind angezeigt und werden problemlos vertragen. Chemische Betarezeptorenblocker, harntreibende Mittel und andere chemische Blutdrucksenker der Schulmedizin bleiben schweren Fällen vorbehalten, in denen eine rasche massive Senkung des Blutdrucks

notwendig erscheint. Danach soll die Behandlung möglichst auf Naturheilverfahren umgestellt werden, die sich gerade bei Dauerbehandlung durch ihre bessere Verträglichkeit empfehlen.
Die Homöopathie kennt neben Rauwolfia noch zahlreiche andere Wirkstoffe, die den Blutdruck normalisieren können. Sie müssen aber individuell verordnet werden, deshalb erübrigt sich hier eine Angabe dazu.
Die seelisch-nervösen Ursachen, die bei Bluthochdruck oft bestehen, lassen sich vor allem durch Entspannungstechniken wie *Autogenes Training* günstig beeinflussen. Dadurch entspannen sich die Blutgefäße, und der Blutdruck sinkt.
Nierenleiden und andere körperliche Krankheiten, als deren Symptom Bluthochdruck auftreten kann, werden gezielt nach Verordnung behandelt; nach ihrer Heilung normalisiert sich auch die Hypertonie wieder.

Krankheiten des Herzens

Herzkrankheiten treten mit zunehmendem Alter vermehrt auf. Oft sind sie eine Folge der Arteriosklerose und des Bluthochdrucks sowie der lebenslangen üblichen falschen Ernährungs- und Lebensweise. Aber auch der normale Altersprozeß führt allmählich zur nachlassenden Herzkraft und kann Herzkrankheiten begünstigen.

Altersherzschwäche

Mit zunehmendem Alter treten bei praktisch allen Menschen Veränderungen am Herzen auf, die dessen Leistungskraft vermindern. Allerdings muß das lange Zeit keine nennenswerten Beschwerden verursachen, denn die Folgen werden vom Körper kompensiert. Erst wenn das in fortgeschrittenen Fällen nicht mehr ausreichend möglich ist, treten als **Symptome** Druck und Beklemmung in der Herzgegend, Herzklopfen, oft auch Herzjagen, verminderte Leistungsfähigkeit, rasche Ermüdung bei körperlichen Anstrengungen, Kurzatmigkeit, Schwindel, Ohrensausen, Kopfschmerzen, teilweise auch Konzentrationsstörungen und Angstzustände auf. Der Blutdruck ist meist erhöht, bei Be-

lastungen typisch ist der Anstieg des diastolischen, des zweiten, unteren Meßwerts. Häufig liegt zusätzlich eine chronische Bronchitis vor, die Kurzatmigkeit und Leistungsschwäche verschlimmert.
Grundlage für das Altersherz bildet der natürliche Alterungsprozeß und die damit verbundene Arteriosklerose der Herzkranzgefäße, die für die Versorgung des Herzmuskels zuständig sind. Die Minderdurchblutung führt zur Störung des Energiestoffwechsels des Herzmuskels mit degenerativen Veränderungen am Herzen, vor allem Schwund der Herzmuskelfasern, Zunahme des Bindegewebes in der Herzwand, die sich dadurch verdickt, Zunahme des Kalziumgehalts und Abnahme des Kaliumgehalts sowie Veränderungen an den Herzklappen. Abgesehen von Arteriosklerose bestehen in der Regel keine krankhaften Veränderungen am Herz-Gefäß-System, Herzerkrankungen müssen früher nicht vorgekommen sein. Bei der Mehrzahl der Patienten handelt es sich um Männer über 50 Jahre, die häufig seit vielen Jahren rauchen; die Schadstoffe im Tabakrauch fördern das Altersherz und verschlimmern die Symptomatik erheblich.
Es ist völlig verkehrt, den Betroffenen im Rahmen der **Behandlung** zu übermäßiger Schonung und Inaktivität zu raten, denn dadurch wird die Altersherzschwäche gefördert. Auch im Alter kann der Herzmuskel noch trainiert und seine Funktionsfähigkeit wieder verbessert werden. Grundvoraussetzung dafür ist ein wohldosiertes, regelmäßiges *Bewegungsprogramm*, das vom Therapeuten genau auf den individuellen Zustand des einzelnen Patienten abgestimmt werden muß. Keinesfalls darf man ein solches Training selbständig aufnehmen, das könnte zu bedenklichen Folgen führen.
Auch die ergänzende *physikalische Therapie* durch Wasseranwendungen muß vom Therapeuten individuell verordnet werden. *Kühle Abwaschungen* (siehe Seite 35) am Morgen sind fast immer möglich, andere Anwendungen je nach Einzelfall. Besondere Vorsicht ist mit warmen Bädern geboten, die oft schlecht vertragen werden und schlimmstenfalls sogar einen Schlaganfall auslösen können.
Die *Ernährung* folgt den bei Altersschwäche genannten Grundsätzen (siehe Seite 33f.). Streng zu vermeiden ist das Rauchen;

wer darauf nicht verzichtet, erzielt durch die beste Therapie keine ausreichende Besserung.
Unter den pflanzlichen Arzneimitteln steht der *Weißdorn* beim Altersherz an erster Stelle. Diese bewährte, auch bei Dauergebrauch gut verträgliche Heilpflanze verbessert vor allem die Sauerstoffversorgung des Herzmuskels und erhöht seine Spannkraft und Leistungsfähigkeit. Oft wird zusätzlich noch *Mistel* verwendet, besonders bei Bluthochdruck; sie senkt den Blutdruck schonend, verbessert die Blutzufuhr zum Herzen und steigert ebenfalls seine Leistungskraft. Außerdem kann oft noch *Knoblauch* wegen seiner günstigen Wirkung auf die Arteriosklerose empfohlen werden. Die pflanzlichen Fertigarzneimittel (Tee enthält nicht immer genügend Wirkstoffe) werden genau nach Verordnung regelmäßig über lange Zeit eingenommen.

Schulmedizinisch wird Herzschwäche im Alter oft durch die giftige Arzneipflanze *Digitalis* (Fingerhut) behandelt. Im Vergleich zu vielen anderen Industriestaaten wird diese Droge bei uns wesentlich häufiger verordnet, was Medizinkritiker schon mehrfach als unnötige Gefährdung der Patienten anprangerten. Digitalis kann nämlich zu erheblichen Nebenwirkungen führen und sollte deshalb den Fällen vorbehalten bleiben, die auf die obigen einfachen Heilmittel nicht mehr genügend ansprechen. Aber auch bei derart ausgeprägter Herzschwäche empfiehlt es sich, neben Digitalis noch Weißdorn einzunehmen, das verbessert die Verträglichkeit und Wirksamkeit der Digitalis-Arzneimittel. Die Mehrzahl der Patienten mit Altersherzschwäche kommt lange Zeit oder bis ans Lebensende ohne Digitalis aus.

Auch die Homöopathie kennt verschiedene Wirkstoffe, die das alternde Herz günstig beeinflussen. Auswahl und Verordnung erfolgen individuell durch den erfahrenen Therapeuten.
Durch konsequente, möglichst frühzeitig beginnende Behandlung des Altersherzens kann eine Einschränkung der Lebensqualität und Verkürzung der Lebenserwartung weitgehend verhindert werden.

Herzrhythmusstörungen

Unter dem Oberbegriff Herzrhythmusstörungen faßt man alle Abweichungen der Herzaktionen von der normalen Herzfrequenz zusammen. Hauptsächlich gehören dazu verlangsamter, beschleunigter und unregelmäßiger Herzschlag.
Die Ursachen solcher Veränderungen sind vielfältig und für den Patienten nicht sicher erkennbar. In jüngeren Jahren liegen oft seelisch-nervöse Fehlsteuerungen (zum Beispiel durch Dauerstreß), entzündliche Herzkrankheiten oder Herzklappenfehler zugrunde. Mit zunehmendem Alter werden die Herzrhythmusstörungen immer häufiger durch Verkalkung der Herzkranzgefäße, Herzschwäche und Bluthochdruck hervorgerufen.

Leichte Herzrhythmusstörungen müssen keine nennenswerten Beschwerden verursachen und werden oft nur zufällig bemerkt. Mögliche **Symptome** sind spürbares Herzklopfen, vielleicht auch Beklemmung oder Schmerzen in der Herzgegend. Auch Schwindel, Atemnot und Neigung zur Ohnmacht können auftreten. Die genaue Diagnose erfolgt durch baldige Untersuchung. Zwar kann man Herzrhythmusstörungen auch selbst feststellen, indem man den Puls an der Halsschlagader oder am Unterarm kontrolliert, aber dadurch erfährt man noch nichts über die Ursachen.

Zur **Behandlung** werden verschiedene pflanzliche und homöopathische Medikamente eingesetzt, welche die Herzfrequenz oft bald wieder normalisieren. Zusätzlich müssen Arteriosklerose, Herzschwäche und Bluthochdruck therapiert werden, wenn solche Ursachen vorliegen. Manchmal sind auch chemische Arzneimittel (zum Beispiel Betarezeptorenblocker) erforderlich, um stärkere Herzrhythmusstörungen zu normalisieren. Wenn Medikamente nicht mehr genügen, wird meist die Einpflanzung eines *Herzschrittmachers* erforderlich, der vornehmlich unter den rechten Brustmuskel implantiert wird. Er zwingt das Herz durch elektrische Impulse zur regelmäßigen Funktion. Die Funktionsfähigkeit solcher Geräte muß regelmäßig kontrolliert werden, die Batterien halten heute zum Teil schon länger als 10 Jahre.

Angina pectoris – Herzinfarkt

Angina pectoris kann schon in jüngeren Jahren auftreten, vermehrt kommt sie bei älteren Menschen vor und verläuft bei ihnen auch etwas anders.

Zum **Symptombild** zählt der typische Schmerz hinter dem Brustbein oder in der Herzgegend, der in den linken Arm oder beide Arme, aber auch in den Hals und Bauch ausstrahlen kann. Bei älteren Menschen ist der Schmerz meist nicht so heftig wie bei jüngeren, dauert aber länger; außerdem kommt es im Alter fast immer kurz nach Beginn des Anfalls zu einer unterschiedlich starken Atemnot. Begleitet werden die Anfälle in der Regel von Unruhe und Angstzuständen. Meist dauern sie nur wenige Minuten, längere Dauer kann auf einen *Herzinfarkt* (siehe Seite 63ff.) hinweisen.
Da Angina pectoris entsteht, wenn der Herzmuskel über die arteriosklerotisch verengten (selten verkrampften) Herzkranzgefäße zu wenig Sauerstoff erhält, tritt ein Anfall häufig bei körperlicher Anstrengung auf, die den Sauerstoffbedarf erhöht. Gerade im Alter, wenn die Arteriosklerose schon weiter fortgeschritten ist, kann es aber auch in Ruhe oder im Schlaf zum akuten Anfall kommen.
Die Ursachen der Angina pectoris entsprechen denen der allgemeinen Arteriosklerose (siehe Seite 37ff.), die in solchen Fällen eben hauptsächlich die Herzkranzgefäße betrifft. Zusätzlich können arteriosklerotische Gefäßveränderungen auch in anderen Körperregionen vorliegen. Ohne Therapie droht schließlich ein Herzinfarkt.

Für die **Behandlung** kommen die gleichen Maßnahmen wie bei Arteriosklerose in Frage. Wichtig sind vor allem:

- Umstellung der Ernährung auf Vollwertkost.
- Abbau von Übergewicht durch schonende Reduktionsdiät.
- Strikter Verzicht auf Nikotin, das als Gefäßgift auch die Verengung der Herzkranzgefäße fördert.
- Wohldosiertes, dem individuellen Leistungsvermögen angepaßtes, regelmäßiges Bewegungsprogramm, das nie so anstrengen darf, daß es zum Angina-pectoris-Anfall kommt.

- Verschiedene milde Wasseranwendungen nach fachlicher Verordnung, vor allem kühle Abwaschungen (siehe Seite 35).
- Pflanzliche Arzneimittel, vor allem Weißdorn zur besseren Durchblutung des Herzmuskels, und individuell zu verordnende homöopathische Mittel.
- Zur raschen Unterbrechung akuter Anfälle auch Nitroglyzerinkapseln nach Verordnung, die aber zu unangenehmen Nebenwirkungen führen können und für die Langzeittherapie nicht unbedingt erforderlich sind.

In schweren Fällen, bei denen diese konservative Therapie nicht ausreichend hilft, kommt notfalls eine *Bypass-Operation* in Betracht; allerdings gibt es inzwischen Hinweise, die den Nutzen solcher chirurgischen Maßnahmen in Frage stellen. Es muß also sorgfältig je nach Einzelfall abgewogen werden, ob die Umgehung einer stark verengten Herzkranzarterie durch ein natürliches oder künstliches Gefäßimplantat wirklich sinnvoll ist.

Ein *Herzinfarkt* (siehe Abb. 6, Seite 64) tritt plötzlich, aber praktisch nie ohne Vorwarnzeichen auf. Zu den wichtigsten Anzeichen, die durch Untersuchung sofort geklärt werden müssen, gehören vor allem:

- Druck-, Engegefühl oder Schmerzen in der Herzgegend oder Brust, die in den linken Arm oder in andere Körperregionen ausstrahlen können und oft von kurzer Atemnot begleitet werden.
- Leichte bis schwere Angina-pectoris-Anfälle mit Schwindel, Übelkeit und Angstgefühl.
- Unklare Nacken-, Kiefer- und Kehlkopfschmerzen, oft auch Hustenreiz.
- Schwellungen an den Unterschenkeln, ohne daß Krampfadern bestehen.
- Störungen des Sehvermögens.
- Kraftlosigkeit im linken Arm.
- Schlafstörungen, Gereiztheit, Nervosität, Überempfindlichkeit, Erschöpfungszustände, Tätigkeitsdrang, gesteigerte oder verminderte sexuelle Bedürfnisse, depressive Verstimmungen mit ausgeprägten Selbstzweifeln.

Nicht alle Warnzeichen müssen gleichzeitig auftreten, sie können auch wechseln. Je näher der Infarkt rückt, desto häufiger und schwerer werden sie meist. Allerdings können diese Symptome auch andere Ursachen haben, so daß kein Grund zur Panik besteht.

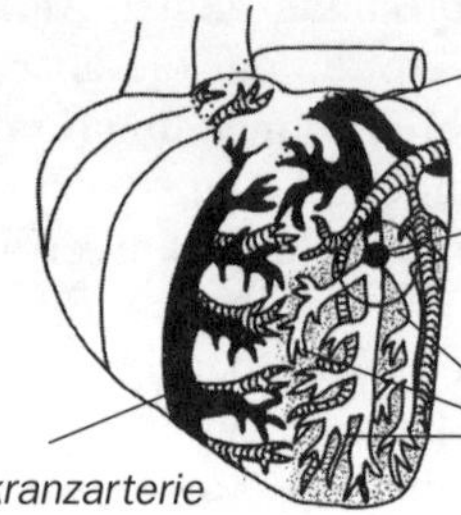

Abb.6: *Herzinfarkt (schematisch)*

Zum *akuten Infarkt* kommt es, wenn ein Herzkranzgefäß völlig verschlossen wird. Meist liegt dann eine Arteriosklerose der Herzkranzgefäße zugrunde; seltener kommt es auch durch Verkrampfung einer Arterie dazu, die aber meist ebenfalls durch Verkalkung schon verengt ist. Als Folge stirbt der Teil des Herzmuskelgewebes ab, der von der Blutversorgung abgeschnitten wird.
Ein typischer Infarkt führt zu folgenden Hauptsymptomen:
- Heftiger Schmerz in der Brust (nicht unbedingt in der Herzgegend) mit Todesangst und Vernichtungsgefühl.
- Ausstrahlende Schmerzen in einen oder beide Arme, teils auch in Hals, Kiefer oder Oberbauch (Schmerzen in der Brust bestehen dann nicht immer, so daß oft nicht an einen Infarkt gedacht wird).
- Atemnot mit rascher, oberflächlicher Atmung.
- Schwacher, kaum noch tastbarer, unregelmäßiger, teils bis auf 45 Schläge/Minute verringerter, teils jagender Puls.
- Bläuliche Lippen, blasse bis bläulichgraue Gesichtsfarbe und Ausbruch von kaltem Schweiß durch den starken Blutdruckabfall, der zum Schock führen kann.
- Auffällige Ruhe oder Unruhe des Patienten.
- Bewußtseinsstörungen bis zur Bewußtlosigkeit.

Solche dramatischen Symptome müssen aber nicht unbedingt auftreten. Es gibt sogar (besonders nach dem 70. Lebensjahr) Infarkte, die „stumm“ bleiben, also keine nennenswerten Beschwerden verursachen und später allenfalls einmal zufällig diagnostiziert werden. Auch kommt es vor, daß ein Infarkt nur zur vorübergehenden Bewußtlosigkeit führt, die auf die leichte Schulter genommen wird, und die Betroffenen dann, nachdem sie sich scheinbar wieder erholt haben, plötzlich tot zusammenbrechen. Meist sind es Mini-Infarkte, die stumm bleiben, aber auch ein ausgedehnter Infarkt kann ohne deutliche Symptome auftreten. Das hängt vor allem davon ab, welche Teile des Herzens betroffen sind; deshalb kann aber unter Umständen auch schon ein kleiner Infarkt zu schweren Symptomen oder zum Tod führen.

Rund 25–30% der Infarktpatienten sterben beim Erstinfarkt an Herz-Atem-Versagen, die Hälfte von ihnen in den ersten beiden Stunden. Der tödliche Ausgang ist oft mit darauf zurückzuführen, daß nicht rechtzeitig behandelt wird, denn die ersten beiden Stunden können entscheidend für das Überleben sein.

Beim geringsten Verdacht auf einen Infarkt sind folgende Sofortmaßnahmen erforderlich:

- Bequeme, meist halb sitzende Lagerung des Patienten und Lockerung aller beengenden Kleidungsstücke, wie Kragen, Gürtel und Mieder.
- Öffnen des Fensters, damit genug Sauerstoff zugeführt wird; dabei muß der Patient aber warm zugedeckt werden, um Unterkühlung zu vermeiden.
- Beruhigend mit dem Patienten sprechen und Körperkontakt herstellen (zum Beispiel Halten an den Händen), damit er sich nicht allein gelassen fühlt.
- Sofortige Alarmierung des Hausarztes oder Notarztes per Telefon; das Gespräch soll der Patient möglichst nicht mithören, damit er nicht weiter beunruhigt wird.

- Wenn es zum Herz-Atem-Stillstand kommt, muß sofort mit künstlicher Beatmung und Herzmassage begonnen werden; diese lebensrettenden Maßnahmen erfordern aber eine spezielle Ausbildung in einem Erste-Hilfe-Kurs, den Angehörige infarktgefährdeter Menschen unbedingt rechtzeitig absolvieren sollten.

Die Naturheilkunde berichtet von guten Erfahrungen mit der sofortigen Einnahme des homöopathischen Mittels *Strophanthin* D 4, das den Infarktverlauf unterbrechen kann. Die Schulmedizin kennt diese Möglichkeit oft überhaupt nicht. Da das homöopathische Mittel rezeptfrei erhältlich ist, kann es vorrätig gehalten und bei Verdacht auf Infarkt gefahrlos in kurzen Abständen mit jeweils 15–20 Tropfen verabreicht werden, bis der Arzt eintrifft. Unter Umständen rettet diese Soforthilfe das Leben.
Die genaue Diagnose und Therapie eines Herzinfarkts kann nur in der Klinik erfolgen. Im Durchschnitt bleibt der Patient bei uns 4–6 Wochen im Krankenhaus (in anderen Ländern wesentlich kürzer). Daran schließt sich meist ein Kuraufenthalt an, bei dem er auch psychisch auf das Leben nach dem Infarkt vorbereitet wird. Anschließend folgt die ambulante Langzeit-Nachsorge, die sich vor allem gegen das rasche Fortschreiten der Arteriosklerose an den Herzkranzgefäßen richtet, um einen weiteren Infarkt zu verhüten. Diese Nachsorge umfaßt hauptsächlich die Maßnahmen, die weiter vorne bei Arteriosklerose (siehe Seite 39f.) beschrieben wurden, in erster Linie also *Ernährungsreform, regelmäßiges Bewegungsprogramm, Abbau von zu hohem Streß* und *Verzicht auf Nikotin*. Alle diese Maßnahmen können nur individuell vom Therapeuten verordnet werden.

Natürlich hinterläßt jeder Infarkt eine unterschiedlich starke Einschränkung der Leistungsfähigkeit und Belastbarkeit, denn das abgestorbene Herzmuskelgewebe kann nicht mehr regeneriert werden. Trotzdem dürfen die Angehörigen den Patienten nicht „in Watte packen“, ihm überhaupt nichts mehr zutrauen, das erweckt bei ihm nur das Gefühl der Minderwertigkeit und lähmt alle sinnvollen Aktivitäten, die für die Lebensqualität unverzichtbar sind. Vielmehr soll der Infarktpatient so weit wie möglich am normalen Leben teilnehmen, als Berufstätiger auch seine Arbeit wiederaufnehmen. Es gibt sogar Beispiele dafür, daß man nach einem Infarkt unter fachlicher Aufsicht die Leistungsfähigkeit derart steigern kann, daß die Teilnahme an Marathonläufen möglich ist. Auch die Sexualität darf nicht ängstlich vermieden werden; normale sexuelle Aktivitäten gehören mit zur Lebensfreude und trainieren das Herz ähnlich gut wie ein flotter Spaziergang.

Alterskrankheiten der Atmungsorgane

Störungen im Bereich des Atmungssystems stehen teilweise mit Alterskrankheiten des Herz-Gefäß-Systems in Zusammenhang. Umgekehrt können Erkrankungen der Atmungsorgane auch mit Komplikationen vor allem am Herzen einhergehen. Der natürliche Alterungsprozeß der Atemwege und Lungen dagegen muß zu keinen stärkeren Beschwerden führen.

Alterslunge

Diese Krankheit beginnt unmerklich im mittleren Lebensalter und schreitet bis zum Lebensende fort. Hauptsächlich wird sie durch die natürliche Alterung des Lungengewebes verursacht, dessen elastische Fasern sich allmählich zurückbilden. Dazu kann auch eine anlagebedingte Bindegewebsschwäche beitragen. Beschleunigt wird der Vorgang außerdem durch Rauchen und die oft damit zusammenhängende chronische Bronchitis, die zwar häufig auf die leichte Schulter genommen wird, aber zu den verbreitetsten Ursachen der Frühinvalidität gehört.
Das natürliche Altern des Lungengewebes kann zwar nicht verhindert, aber verzögert werden. *Verzicht auf Rauchen* spielt dabei eine wichtige Rolle, ebenso frühzeitige Behandlung von Bronchialkrankheiten. Ferner erzielt man eine vorbeugende Wirkung durch regelmäßige *Bewegung*, bei der es durch vertiefte Atmung zum Training der Lungenfunktionen kommt. Wenn chronische Atemfehlhaltungen (heute oft die hektisch-oberflächliche Kurz-

atmung) bestehen, sollen diese frühzeitig durch fachmännische *Atemgymnastik* reguliert werden. Außerdem übt *Kieselsäure* einen günstigen Einfluß auf das Atmungssystem aus. Sie kann entweder rein oder mit kieselsäurereichen Heilpflanzen (vor allem Ackerschachtelhalm) in Form fertiger Arzneimittel nach Verordnung verabreicht werden.

Lungenemphysem

Mit der Alterslunge entwickelt sich im Lauf der Zeit oft ein Lungenemphysem (Blählunge). Bei normaler Alterung muß es aber keine nennenswerten Beschwerden verursachen, die leichten Veränderungen können ausgeglichen werden. Ausgeprägte Fälle kommen vor allem durch chronische Bronchitis, langjähriges Asthma, Rauchen, meist berufsbedingtes Einatmen von Gasen, Chemikalien oder Staub, vielleicht auch bei dauernder Überanstrengung der Lungen (vor allem Blasmusiker, Glasbläser) zustande. Außerdem diskutiert man als Grundursache noch einen angeborenen Defekt des elastischen Lungengewebes, der die Fasern vorzeitig spröde und trocken werden läßt. Es kommt zur Ansammlung von Luft in den Lungenbläschen, die dadurch immer stärker aufgebläht werden und schließlich platzen, so daß im Lungengewebe immer größere Höhlen entstehen. Darin ist der Gasaustausch mit dem Blut nur noch unzureichend möglich. Auch die Herz-Kreislauf-Funktionen werden beim Lungenemphysem in Mitleidenschaft gezogen.

Die Krankheit entwickelt sich schleichend und wird deshalb oft viel zu spät behandelt. Im Mittelpunkt der **Symptome** steht eine allmählich zunehmende Atemnot, wobei vor allem die Ausatmung behindert ist. Anfangs tritt Atemnot nur leicht bei körperlicher Anstrengung auf, beim fortgeschrittenen Emphysem auch in Ruhe. Hinzu kommen chronischer Husten und asthmaartige Anfälle. Die ungenügende Sauerstoffversorgung schränkt das Leistungsvermögen zunehmend ein, die Patienten fühlen sich chronisch müde und abgespannt, schlafen aber meist schlecht. In schweren Fällen treten Kopfschmerzen, Schwindel, bläuliche Lippen, teilweise sogar Bewußtseinsstörungen auf. Wegen der ungenügenden Ausatmung wird der Brustkorb deutlich aufgebläht. Als Spätfolge kann es zum Rechtsherzversagen kommen, weil sich der Widerstand im Lungenkreislauf, den der rechte Anteil des Herzens zu überwinden hat, immer mehr erhöht. Das endet letztlich mit tödlichem Herzversagen.

Die Defekte im Lungengewebe lassen sich nicht mehr rückgängig machen, man kann nur die weitere rasche Ausbreitung verzögern. Deshalb ist es sehr wichtig, so früh wie möglich mit der Therapie zu beginnen. Die **Grundbehandlung** besteht in regelmäßiger *Atemgymnastik*, die vor allem das Zwerchfell trainiert, um die Atmung zu verbessern. Da falsche Atemübungen den Zustand verschlimmern können, wird Atemgymnastik stets unter fachlicher Anleitung erlernt.

Darüber hinaus sollten sich die Patienten viel an der frischen Luft aufhalten und durch regelmäßige *Bewegung*, die entsprechend ihrer verbliebenen Belastbarkeit verordnet wird, für bessere Atemfunktionen sorgen. In geschlossenen Räumen hilft *gute Lüftung* für eine erleichterte Atmung.

Medikamentös behandelt man die Symptome vorwiegend mit Heilpflanzen und homöopathische Mittel, die vor allem die Verschleimung lösen, den Hustenreiz lindern (aber nicht massiv unterdrücken) und das Atmen erleichtern. Pflanzliche Arzneimittel, die zu diesem Zweck vom Therapeuten verordnet werden, enthalten oft *Efeu, Eibisch, Huflattich* oder *Spitzwegerich*. Die Homöopathie verwendet unter anderem ebenfalls *Efeu* D 3–D 6, *Conium* D 12, *Ipecacuanha* D 4–D 6 oder *Calcium carbonicum* D 4–D 12, entsprechend dem individuellen Krankheitsbild.

Diätetisch kann man beim Lungenemphysem wenig ausrichten. Allgemein gilt, daß die Ernährung leicht und nicht blähend sein soll, damit die Atmung nicht zusätzlich behindert wird. Am besten teilt man sie auf *5 kleinere Mahlzeiten* über den Tag auf. Übergewicht muß schonend durch Reduktionskost normalisiert werden.

Zur *physikalischen Therapie* eignen sich täglich 1–2 *kühle Oberkörperabwaschungen*. Sie werden sinngemäß wie die Abwaschung des ganzen Körpers (siehe Seite 35) durchgeführt, aber eben nur am Oberkörper; dadurch beeinflußt man die Atmungsorgane günstig. Es spricht aber auch nichts dagegen, die Abwaschung am ganzen Körper vorzunehmen.

Auf Rauchen muß strikt verzichtet werden, um ein Fortschreiten des Lungendefekts trotz Behandlung zu verhindern. Ferner sind Gase, chemische Dämpfe und Staub zu vermeiden, notfalls auch durch Wechsel des Arbeitsplatzes.
Schwere Fälle mit hochgradiger Atemnot oder drohendem Herzversagen können nur noch in der Klinik erfolgreich behandelt werden.

Chronische Altersbronchitis

Die chronische Bronchitis im Alter beginnt meist schon in jüngeren Jahren. Da sie anfangs aber symptomarm verläuft, wird sie lange verschleppt, etwa nach dem Motto „Wer lange hustet, der lebt auch lange". So war es auch in folgendem Fall aus meiner Praxis.

Fall 3

„Ich kann mich erinnern, daß ich schon als Kind häufig erkältet war und viel hustete", erklärte mir Frau V. bei der ersten Konsultation. „Aber darum kümmerte sich bei uns niemand, ich habe fast nie einen Arzt gesehen." Später ging es der Patientin dann besser, aber sie begann zu rauchen. Das war mit ein Grund dafür, daß sie zeitlebens „schwach auf der Brust" blieb. „Richtig angefangen hat es aber erst um die 50, als ich mich von einer schweren Grippe mit eitriger Bronchitis nicht mehr richtig erholte. Außerdem hatte ich damals noch psychische Probleme und meine aus heutiger Sicht, daß auch die an meiner Krankheit beteiligt waren. Vielleicht wollte ich den anderen, die mich immer angriffen, einfach etwas husten, mich auf diese Weise indirekt wehren."
Die inzwischen 72jährige Frau verlor ihre Bronchitis seit damals nicht mehr ganz. Vor allem in der kühleren Jahreszeit litt sie häufig monatelang an Reizhusten, teilweise auch an eitriger Bronchitis, die durch Antibiotika unterdrückt wurde. Als sie zu mir kam, hatten sich auch noch ein Lungenemphysem, erhebliche Atemnot und Herzschwäche eingestellt.

An Heilung war in diesem fortgeschrittenen Fall natürlich auch durch Naturheilmittel nicht mehr zu denken. Immerhin gelang es aber, durch eine homöopathisch-pflanzliche Langzeittherapie den Zustand zu verbessern. Atemgymnastik wird Frau V. zusätzlich helfen, wieder ein aktiveres Leben zu führen, ohne bei der geringsten Anstrengung gleich asthmaartige Atemnot zu erleiden. Außerdem konnten auch die Herzfunktionen medikamentös wieder gebessert werden.

Es kommt nicht selten vor, daß Patienten mit chronischer Altersbronchitis schon in der Kindheit häufig an Atemwegserkrankungen litten. Dahinter kann eine anlagebedingte Minderwertigkeit der Atemorgane stehen. Wenn dann im Lauf des Lebens noch chronische Reizungen der Bronchien vor allem durch Rauchen und/oder häufige infektiöse Bronchialentzündungen hinzukommen, wird eine chronische Altersbronchitis geradezu vorprogrammiert.

Zu den typischen **Symptomen** der beginnenden chronischen Bronchitis gehören vor allem Reizhusten und vermehrter schleimiger oder schleimig-eitriger Auswurf. Zunächst tritt das vorwiegend in den Wintermonaten auf, später unabhängig von der Jahreszeit fast dauernd. Da die ständige übermäßige Schleimabsonderung nicht ausreichend abgehustet werden kann, „verstopfen" die Bronchien in fortgeschrittenen Fällen, die Atmung wird zunehmend behindert. Die Schleimansammlung bildet auch einen guten Nährboden für zusätzliche Infektionen. Allmählich verschlimmert sich der Zustand immer mehr, und es entwickelt sich praktisch immer das bereits beschriebene Lungenemphysem (siehe Seite 68f.) mit Rechtsherzschwäche. Außerdem kommt es zur Verkrampfung der Atemmuskeln, die oft hart und druckempfindlich sind; dadurch wird die Atmung zusätzlich behindert. Nach langem, quälendem Krankheitsverlauf endet das Leben mit Herzversagen, wenn der Patient nicht schon vorher förmlich an der Verschleimung „erstickt" oder einer schweren Infektion der Lungen erliegt.

Zur **Behandlung** der chronischen Bronchitis verwendet die Schulmedizin oft *Antibiotika* oder *Cortison*. Bei akuten Infektionen kann eine vorübergehende Antibiotikatherapie durchaus einmal angezeigt sein. Die längere Anwendung nützt dagegen wenig und ist auch wegen ihrer Nebenwirkung und der Resistenzentwicklung der Erreger umstritten und grundsätzlich nicht empfehlenswert. Noch seltener ist Cortison wirklich nützlich, meist stehen die Risiken in keinem vertretbaren Verhältnis zum Nutzen. Außerdem kann eine Therapie mit Naturheilverfahren meist nicht richtig helfen, wenn gleichzeitig oder kurz zuvor Cortison verabreicht wird. Im allgemeinen erzielt man durch folgende Naturheilverfahren eine bessere Dauerwirkung:

- Pflanzliche Fertigarzneimittel mit schleim-, krampflösenden und auswurffördernden Drogen, vor allem Mischungen aus *Eibisch, Fenchel, Huflattich, Königskerze, Lindenblüten* und *Thymian.* Zusätzlich kann *Knoblauch* gegeben werden, dessen antibiotische Wirkstoffe zum Teil über die Lungen abgeatmet werden und auch hartnäckige Infektionen, die auf Antibiotika kaum noch ansprechen, überwinden können. Die körpereigene Abwehr gegen Erreger läßt sich außerdem durch *Echinacea* (Sonnenhut) gut steigern.
- Homöopathische Mittel, die allein oder zusätzlich zu pflanzlichen Arzneien individuell verordnet werden, zum Beispiel *Drosera* D 2–D 4 (eines der Hauptmittel), *Eucalyptus* D 2, *Pimpinella* D 2, *Pulmonaria* D 2 oder *Thymus* D 1–D 3.
- Inhalationen mit *Eukalyptusöl,* dem man noch einige Tropfen *Thymiantinktur* zufügen kann; dazu benötigt man aber ein elektrisch betriebenes Inhalationsgerät, das die Wirkstoffe so fein vernebelt, daß sie bis in die feinsten Bronchien gelangen. Bei der einfachen Wasserdampfinhalation entstehen recht große Tropfen, die nicht tief genug vordringen. Das Gerät wird vom Therapeuten verordnet und nach Gebrauchsanweisung verwendet.
- Warme Brustwickel (siehe Abb. 7) 2–4mal täglich, die Bronchialkrämpfe lösen, die Durchblutung der Lungen verbessern und den Schleim lösen. Für Herz-Kreislauf-Kranke kann dieser Wickel zu anstrengend sein, sie müssen vor der Anwendung unbedingt ihren Therapeuten befragen.

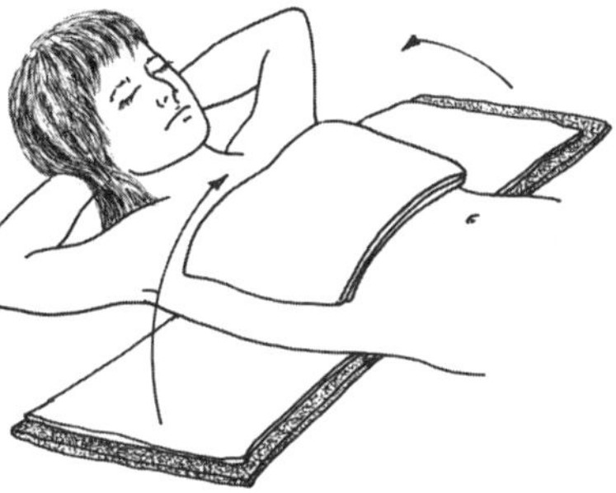

Abb. 7: *Brustwickel*

Warme Brustwickel werden wie folgt durchgeführt:
Ein trockenes, etwa 80 × 180 cm großes Wolltuch quer passend auf das Bett legen, darauf ein trockenes Leintuch und obenauf das in heißem Wasser angefeuchtete, leicht ausgewrungene innere Leintuch. Darauf läßt man sich so nieder, daß der Wickel von den Achseln bis zum unteren Rippenbogen reicht. Nacheinander werden dann die 3 Tücher einzeln um den Oberkörper gewickelt, dürfen aber nicht zu straff angezogen werden, um die Atmung nicht zu behindern. Seitlich steckt man sie unter dem Körper fest. Nach $1^1/_2$ Stunden wird der Wickel entfernt und noch $^1/_2$–1 Stunde warm zugedeckt im Bett nachgeruht, das verbessert die Wirkung.

- Massage der verhärteten Atemmuskeln am Brustkorb und im Hals-Schulter-Bereich, um sie zu lockern und die Atmung zu erleichtern; sie müssen vom ausgebildeten Masseur nach Verordnung durchgeführt werden.
- Rohkost- und Saftfastenkuren nach fachlicher Verordnung, um durch Umstimmung die Abwehrkräfte anzuregen. Die Ernährung soll wie beim Lungenemphysem (siehe Seite 68f.) leicht sein und auf 5 kleinere Mahlzeiten über den Tag verteilt werden.

- Strenger Verzicht auf das Rauchen und Vermeiden reizender Gase, Chemikalien und Stäube.

Zusätzlich kann eine gezielte Behandlung der Herzschwäche erforderlich sein. Auch Entspannungsübungen und leichte Beruhigungsmittel (wie Baldrian) helfen, die Verkrampfung der Bronchien und Atemmuskulatur zu lockern. Ob zum Training der Atmungsorgane regelmäßige Bewegung an der frischen Luft genügt oder spezielle Atemgymnastik durchgeführt werden muß, entscheidet der Therapeut.
Diese kombinierte Langzeittherapie kann eine noch nicht zu weit fortgeschrittene Altersbronchitis sogar weitgehend ausheilen, zumindest aber dauerhaft bessern und Komplikationen verhüten, ohne daß Nebenwirkungen befürchtet werden müßten.

Asthma im Alter

Asthmaähnliche Atemnot tritt auch bei chronischer Altersbronchitis und Lungenemphysem oft auf. Das eigentliche Asthma der Bronchien kommt im Alter nicht mehr so häufig wie in jüngeren Jahren vor. Psychische und allergische Faktoren spielen beim Asthma im Alter auch keine so wichtige Rolle mehr wie bei jüngeren Menschen. Vielmehr handelt es sich meist um die Folge einer anderen Erkrankung der Atemwege, wenn Asthma erst jenseits des 60. Lebensjahrs beginnt – zu denken ist vor allem an eine chronische Bronchitis mit zunehmender Verengung der Bronchien.

Bronchialasthma

führt durch Verkrampfung der feinen Bronchien, Schwellung der Bronchialschleimhaut und vermehrte Absonderung von zähem Schleim zur heftigen Atemnot. In erster Linie wird dadurch die Ausatmung behindert, so daß in die mit Luft überfüllten Lungen kaum noch mehr eingeatmet werden kann. Die Atmung erfolgt im *akuten Asthmaanfall* meist pfeifend und keuchend, die Patienten schnappen förmlich nach Luft. Wegen des Sauerstoffmangels werden die Glieder bläulich und kalt, in den Halsvenen staut sich deutlich das Blut, der Brustkorb ist aufgebläht. Gegen Ende des

Anfalls und danach wird glasig-zäher Schleim abgehustet. Zwischen den Anfällen kann völlige Beschwerdefreiheit bestehen. Häufig entwickelt sich im Lauf der Zeit ein ausgeprägtes Lungenemphysem (siehe Seite 68f.).

Dauert ein schwerer Anfall längere Zeit, kommt es zum Status asthmaticus, der durch Erstickung tödlich enden kann. Bei lang andauernden Anfällen muß immer ein Arzt zu Rate gezogen werden.

Neben dem typischen anfallsweisen Asthma gibt es auch das Dauerasthma mit ständiger Atemnot ohne anfallsartige Verschlimmerung.
Die **Behandlung** erfolgt immer durch den Fachmann und entspricht weitgehend der bei chronischer Altersbronchitis (siehe Seite 71). Akute Anfälle erfordern oft auch die Behandlung durch starke chemische Arzneimittel.

Herzasthma

geht auf eine Erkrankung des Herzens zurück, die sich auf die Lungen auswirkt. Bei alten Menschen kommt Herzasthma häufiger vor. *Symptomatisch* sind Anfälle akuter schwerer Atemnot, die bevorzugt nachts auftreten. Sie werden begleitet von Hustenreiz, Angstzuständen und Schweißausbruch.
Grundlage des Herzasthmas ist eine ausgeprägte Herzinsuffizienz (-schwäche). Das geschwächte Herz kann das Blut nicht mehr kräftig genug durch den Lungenkreislauf pumpen. Deshalb kommt es zur Blutstauung in den Lungengefäßen und Flüssigkeit tritt in die Lungen über; außerdem kann eine krampfartige Verengung der Bronchien wie beim Bronchialasthma eintreten.
Zum Herzasthma kommt es nur, wenn die Herzschwäche nicht konsequent richtig behandelt wird. Frühzeitige *Therapie* durch die bei Altersherzschwäche genannten Maßnahmen (siehe Seite 59) verhindert im allgemeinen die asthmaartigen Anfälle. Vielen Patienten mit Herzasthma bringt es auch Erleichterung,

wenn sie mit erhöhtem Oberkörper schlafen. Allerdings ist das gewöhnungsbedürftig.

Beim akuten Herzasthmaanfall kann man oft rasch eine Besserung herbeiführen, indem man unter offenem Fenster mehrmals tief durchatmet. Aber die Besserung bedeutet natürlich nicht, daß die Ursachen beseitigt wären. Deshalb ist unbedingt fachliche Hilfe notwendig, in schweren Fällen auch Einnahme oder Injektion von *Digitalis* oder *Strophanthin*. Akute schwere Anfälle können klinische Behandlung erfordern, nachdem vorher der Hausarzt oder Notarzt durch Soforthilfe die Transportfähigkeit hergestellt hat.

Alterskrankheiten der Verdauungsorgane und Stoffwechselstörungen

Chronische Verdauungsbeschwerden bestehen bei vielen alten Menschen mehr oder minder ausgeprägt. Nicht selten sind sie auf langjährige Fehlernährung durch die übliche Zivilisationskost zurückzuführen, die das Verdauungssystem allmählich überfordert und schädigt. Da bei Verdauungsstörungen die Verwertung der Nahrung behindert wird, stellen sich oft chronische Mangelzustände ein, die das Altern beschleunigen können. Außerdem bedeuten Verdauungsbeschwerden eine Einbuße an Lebensqualität, denn dazu gehört auch der Genuß beim Essen.

Allgemeine Verdauungsbeschwerden

Die altersbedingt nachlassende Funktionstüchtigkeit der Verdauungsorgane führt oft zu Appetitmangel und chronischer Verdauungsschwäche. Verschlimmert wird das noch durch die bei älteren Menschen häufigeren Kau- und Schluckstörungen. Teils handelt es sich lediglich um Funktionsstörungen, teils liegen organische Krankheiten zugrunde.

Appetitmangel

Bei vielen alten Menschen läßt der Appetit im Lauf der Zeit nach. Das kann sich aus der verlangsamten Verdauungsarbeit (vor allem verringerte Produktion von Verdauungssäften) und zusätzlich aus *altersbedingtem Nachlassen* des Geschmacks- und Geruchsvermögens erklären und durchaus sinnvoll sein, um zu reichliche Kalorienzufuhr zu vermeiden.
Andererseits darf man aber nicht grundsätzlich davon ausgehen, daß der Kalorienbedarf im Alter geringer als in jüngeren Jahren ist. Wer im Alter aktiv bleibt und sich genügend bewegt, kann sogar einen höheren Kalorienbedarf als in jüngeren Jahren haben. Die Ernährung muß also immer individuell so gestaltet werden, daß es weder zur Abmagerung noch zu stärkerem Übergewicht und Mangelzuständen kommt. Deshalb sind bei chronischem Appetitmangel im Alter appetitanregende Maßnahmen durchaus angezeigt.

Nicht selten steht der Appetitmangel alter Menschen auch mit *psychischen Einflüssen* in Beziehung. Vor allem Vereinsamung und depressive Verstimmungen können den Appetit erheblich stören. Hinzu kommt, daß es alten Menschen oft einfach als zu große Mühe erscheint, nur für sich allein vollwertige Mahlzeiten zuzubereiten. In solchen Fällen ist es besser, die Angebote karitativer oder privater Organisationen (wie „Essen auf Rädern") zu nutzen, um eine regelmäßige Ernährung sicherzustellen, auch wenn die Mahlzeiten nicht völlig den Grundsätzen der Vollwertkost entsprechen.
Schließlich ist bei Appetitmangel auch an *Krankheiten* vor allem des Magens oder des Leber-Gallenblasen-Systems, aber auch an Allgemeinkrankheiten zu denken, die keine stärkeren anderen Beschwerden verursachen müssen. Längere Appetitlosigkeit ist deshalb immer Anlaß, eine gründliche Untersuchung durchführen zu lassen, damit solche krankhaften Ursachen frühzeitig entdeckt und behandelt werden können.

Bei einfacher, offensichtlich nicht krankhafter Störung des Appetits helfen folgende Maßnahmen:

- Appetitlich angerichtete Mahlzeiten fördern die Freude am Essen (das Auge „ißt mit"); deshalb sollten auch alleinstehende alte Menschen darauf achten.
- Zu reichliche Mahlzeiten können den Appetit „verschlagen", man teilt die Ernährung deshalb auf *5 kleine Mahlzeiten* über den Tag auf und schöpft nicht zu viel auf einmal, sondern bei ausreichendem Appetit nochmals nach.
- Die Ernährung soll leicht, aber *vollwertig* sein, wie es bei Altersschwäche bereits beschrieben wurde (siehe Seite 33f.).
- Gewürze regen die Absonderung von Verdauungssäften an und sollten ausreichend verwendet werden, damit das Essen nicht fad schmeckt; alle einheimischen Gewürzkräuter eignen sich gut, Vorsicht ist mit scharfen exotischen Gewürzen geboten, mit denen man ebenso wie mit Kochsalz sehr sparsam umgehen muß.
- Gut appetitanregend und verdauungsfördernd wirken außerdem die verschiedenen pflanzlichen Bittermittel, vor allem *Enzian, Kalmus, Tausendgüldenkraut* und *Wermut*; sie werden bei Bedarf als Fertigarzneimittel verabreicht.

Wenn diese einfachen Maßnahmen den Appetit nicht ausreichend bessern, darf eine gründliche Untersuchung nicht lange aufgeschoben werden. Hinter chronischem Appetitmangel kann sich auch eine ernste organische Krankheit (zum Beispiel Magenleiden, Blutarmut) verbergen, die fachlich behandelt werden muß.

Kau- und Schluckstörungen

Kaustörungen treten im Alter bevorzugt durch Mängel am Gebiß auf. Vor allem fehlende Zähne oder eine schlecht sitzende Zahnprothese sind oft dafür verantwortlich. Da die Nahrung im Mund ungenügend zerkleinert und eingespeichelt wird, gelangt sie nicht ausreichend vorbereitet in den Verdauungskanal, es kann zu chronischen Verdauungsstörungen mit ungenügender Verwertung der Nahrung und Mangelzuständen kommen.

Kaustörungen erfordern zahnärztliche Untersuchung, nach deren Ergebnis sich die Therapie richtet. Ein gut sitzendes Gebiß, mit dem man auch Rohkost gründlich kauen kann, schafft meist rasch Abhilfe.

Störungen beim Schlucken können mit Kaustörungen in Zusammenhang stehen, denn wenn die Nahrung nicht genügend zerkleinert und eingespeichelt wird, rutscht sie natürlich nicht so gut in die Speiseröhre. Auch ungenügende Speichelproduktion, Erkrankungen im Mund-Rachen-Raum oder ein Zwerchfellbruch mit Durchtritt von Magenteilen aus dem Bauch in den Brustraum kommen als Ursachen im Frage. Vor allem bei alten Männern, die rauchen und/oder viel Alkohol trinken, muß bei anhaltenden Schluckbeschwerden auch an Speiseröhrenkrebs gedacht werden.
Alle Schluckstörungen sollten bald untersucht werden, damit man keine ernstere Krankheit verschleppt. Die Behandlung hängt vom Untersuchungsergebnis ab.

Verdauungsschwäche

Unter dem unklaren Sammelbegriff Verdauungsschwäche faßt man verschiedene Verdauungsstörungen zusammen, die oft gemeinsam auftreten. Dazu gehören neben Appetitmangel vor allem noch Aufstoßen, Blähungen, Übelkeit, Magendrücken und Sodbrennen.
Im Alter entstehen solche Verdauungsbeschwerden häufig durch verminderte Absonderung von Verdauungssäften im Magen-Darm-Kanal und aus der Bauchspeicheldrüse. Dann behandelt man sie in gleicher Weise wie Appetitmangel (siehe Seite 78) durch appetitliche, leichte, gut gewürzte Vollwertkost und pflanzliche Bittermittel zur Anregung der Verdauungssäfte, teilweise auch durch Zufuhr von Verdauungsenzymen. Im Einzelfall müssen zusätzliche Kaustörungen beseitigt werden.
Wenn *stärkere Blähungen* bestehen, helfen Arzneimittel mit *Kümmel*, ergänzt durch *Fenchel, Kamille* und *Pfefferminze*, oft am besten. Außerdem können *Enzymmedikamente* nach Verordnung angezeigt sein. Teilweise muß auch die gesunde Darmflora durch fachliche Behandlung wieder aufgebaut werden, denn sie ist bei alten Menschen oft erheblich gestört.

Bei *stärkerem Sodbrennen*, das sowohl durch Übersäuerung als auch durch Säuremangel des Magens auftreten kann, bewährt sich *Pfefferminze* besonders gut. Das alte Hausmittel Natron kann zwar auch rasch helfen, bindet Säure aber unter Gasbildung; schlimmstenfalls kann es bei einem Magengeschwür dadurch zum Durchbruch in die Bauchhöhle kommen. Außerdem tritt später als Reaktion auf Natron oft vermehrte Säureproduktion auf. Darum darf Natron nie beim Magengeschwür und auch sonst nicht zu häufig eingenommen werden. Aber auch Pfefferminze soll nicht länger als 2–3 Wochen verabreicht werden. Anhaltendes oder häufiger wiederkehrendes Sodbrennen muß untersucht und je nach Ursachen gezielt behandelt werden.
Auch alle anderen chronischen Verdauungsbeschwerden erfordern baldige Klärung durch gründliche Untersuchung.

Altersgastritis

Bei der Altersgastritis handelt es sich um eine chronische Magenschleimhautentzündung mit allmählichem Schwund der Magenschleimhaut und verminderter Säureproduktion. Da diese Krankheit in allen Altersgruppen vorkommt, ist es nicht ganz korrekt, von Altersgastritis zu sprechen, aber im Alter beobachtet man sie häufiger. Es wird diskutiert, ob sie eine Vorstufe zum Magenkrebs darstellt, sie gehört jedoch nicht zu den sicheren Vorkrebserkrankungen. Die Risiken einer krebsigen Entartung bei längerem Verlauf sind aber ernstzunehmen, häufigere Kontrolluntersuchungen anzuraten.

Die Altersgastritis hat kein einheitliches **Krankheitsbild** mit typischen Symptomen. Es gibt Patienten mit starken Beschwerden, bei denen keinen nennenswerten Veränderungen an der Magenschleimhaut nachzuweisen sind, und andere mit erheblichen Schleimhautschäden, die kaum unter Symptomen leiden. Mögliche Warnzeichen können vor allem chronische oder häufig wiederkehrende Schmerzen oder Druckgefühl im Oberbauch (Magengegend) sein, zum Teil auch Sodbrennen.
Die Ursachen der chronischen Gastritis sind noch unklar. Langjährige Fehlernährung, Mißbrauch von Alkohol und Niko-

tin können im Einzelfall vielleicht eine Rolle spielen, aber sicher nachgewiesen wurde das nicht. Man nimmt eher an, daß eine Störung des Immunsystems als Grundursache vorliegt, das Antikörper gegen Magenschleimhautzellen bildet.

Schulmedizinisch hält man eine **Behandlung** der Altersgastritis meist für unmöglich und auch nicht erforderlich, weil der Magen seine Funktionen nach wie vor erfüllen kann. Die Naturheilkunde dagegen versucht, vor allem durch individuell verordnete homöopathische Mittel, pflanzliche Bitterstoffe und Enzyme eine Besserung herbeizuführen. Eine strenge Magendiät ist weder erforderlich noch wünschenswert, denn sie begünstigt Mangelzustände. Die Ernährung soll auf leichte Vollwertkost umgestellt werden, wie sie bei Appetitmangel (siehe Seite 78) vorgestellt wurde.

Magengeschwür (Ulkus)

Das typische Altersgeschwür des Magens tritt nach dem 60. Lebensjahr auf. Es kann oft sehr ausgedehnt sein, aber trotzdem nur geringe oder keine Beschwerden hervorrufen. Verursacht wird es hauptsächlich durch arteriosklerotische Durchblutungsstörungen der Magenschleimhaut, die mangelversorgt wird und an einer Stelle geschwürig zerfällt. Seelisch-nervöse Einflüsse, die vor allem bei jüngeren Geschwürpatienten eine Rolle spielen, scheinen im Alter ohne Bedeutung. Meist handelt es sich um alte Menschen, die vorher kaum unter Magenbeschwerden litten, so daß auch kein chronischer Defekt der Magenschleimhaut als Ursache angenommen werden kann.

Wenn das Altersgeschwür überhaupt **Symptome** verursacht, äußern sie sich oft nur durch unklare allgemeine Verdauungsstörungen mit Aufstoßen, Sodbrennen, Übelkeit, teilweise auch Erbrechen. Typische Warnzeichen wie Druck- und Schmerzgefühl in der Magengegend kurz nach dem Essen kommen beim Altersulkus seltener vor.

Die Untersuchung darf selbst bei geringen Beschwerden nicht auf die lange Bank geschoben werden – nicht zuletzt deshalb, weil auch Magenkrebs mit ähnlichen unklaren Symptomen beginnen kann. Grundlage der von einem Fachmann zu verordnenden **Behandlung** bildet eine leichte, *vollwertige Diät* (die früher übliche strenge Magenschonkost hat sich nicht bewährt), die vor allem fette, blähende, süße und stark gewürzte Nahrungsmittel und Alkoholika meidet und auf 5–7 kleinere Portionen über den Tag aufgeteilt wird. Auf Rauchen muß strikt verzichtet werden, weil es die Durchblutung der Magenschleimhaut verschlechtert. Außerdem verordnet der biologisch orientierte Fachmann vor allem homöopathische Mittel. In vielen Fällen haben sich auch *Kartoffel-* und *Kohlsaft* aus dem Reformhaus gut bewährt, die einen „Anti-Ulkus-Faktor" enthalten. Auch die Süßholz-(Lakritzen-)wurzel kann bei Magengeschwüren gut helfen, ist aber nicht ganz unbedenklich und darf deshalb nur nach Verordnung gebraucht werden.

In der Schulmedizin fast vergessen wurde die früher häufig verordnete *Rollkur mit Kamillentee*, besser mit fertiger Kamillen- oder Azulenlösung. Sie wird 3–4 Wochen lang morgens nüchtern gleich nach dem Erwachen, bei Bedarf zusätzlich abends 3–4 Stunden nach der letzten Mahlzeit durchgeführt.

- Man bereitet dazu ¼ l Kamillentee oder -lösung nach Gebrauchsanweisung zu, trinkt die Hälfte davon und legt sich 5 Minuten auf den Rücken. Dann gibt man ⅓ der restlichen Flüssigkeit und legt sich 5 Minuten auf die linke Körperseite. Nun nimmt man die Hälfte der restlichen Lösung und legt sich 5 Minuten auf den Bauch. Zum Abschluß trinkt man den Rest der Flüssigkeit und legt sich 5 Minuten auf die rechte Körperseite. Die verschiedenen Körperlagen müssen in dieser Reihenfolge genau eingehalten werden, damit die Lösung nicht zu rasch in den Darm abläuft, sondern die gesamte Magenschleimhaut benetzt. Diese Anwendung ist sicherlich nicht so bequem wie die Einnahme von Tabletten, hilft aber oft ähnlich gut und ohne Nebenwirkungen.

Manchmal kann ein hartnäckiges Magengeschwür nur *chirurgisch* behandelt werden.

Bei Sodbrennen darf man nie Natron geben, es könnte wegen der Gasbildung zum Durchbruch des Geschwürs kommen. Wenn Pfefferminze nicht genügt, verwendet man besser Arzneimittel mit Aluminium-Magnesium-Verbindungen zum Binden der überschüssigen Magensäure.

Störungen der Darmfunktionen

Darmstörungen im Alter können als Folge langjähriger Fehlernährung mit Schädigung der Darmflora auftreten. Insbesondere der Mangel der üblichen Zivilisationskost an Ballaststoffen spielt dabei oft eine Rolle. Nicht selten kommt es außerdem zum unkontrollierten Stuhlabgang durch Schwächung des Afterschließmuskels.

Chronische Darmträgheit

Falsche Ernährung mit zu geringem Anteil an pflanzlichen Ballaststoffen und Bewegungsmangel sind auch im Alter oft die Hauptursache, wenn der Darm nicht einigermaßen regelmäßig entleert werden kann. Allerdings ist es auch nicht unbedingt erforderlich, den Stuhl jeden Tag zu entleeren, bei manchen Menschen ist auch der Stuhlgang nur jeden zweiten bis dritten Tag noch als normal anzusehen. Wichtiger als die Häufigkeit des Stuhlgangs ist es, ob man sich auch bei wenig häufiger Darmentleerung wohlfühlt, ob der Stuhlgang in ausreichender Menge ohne Mühe entleert werden kann, oder ob man ein ständiges unangenehmes Gefühl der Hartleibigkeit spürt und den zu harten Stuhl nur mühsam mit hohem Preßdruck in zu geringen Mengen ausscheiden kann. Gerade der hohe Druck, der bei chronischer Darmträgheit eingesetzt werden muß, kann im Alter eine Gefährdung darstellen; unter anderem begünstigt er Zwerchfellbrüche und Krampfadern und kann dem Herz-Kreislauf-System schaden, ja sogar Angina-pectoris-Anfälle auslösen.

Bei Darmträgheit älterer Menschen ist außerdem die Möglichkeit einer *Darmgeschwulst* zu bedenken, die durch langjährige Fehlernährung begünstigt wird. Mögliche Frühwarnzeichen bei Dickdarmkrebs sind vor allem:

- Veränderungen der bisherigen Gewohnheiten bei der Stuhlentleerung, die sich nicht auf eine Ernährungsumstellung zurückführen lassen (zum Beispiel plötzliches Auftreten chronischer Darmträgheit).
- Verstopfung im Wechsel mit Durchfall.
- Blutbeimengungen im Stuhl.

Diese Symptome können, müssen jedoch nicht unbedingt auf Darmkrebs hinweisen! Erforderlich ist – wie generell bei chronischer Darmträgheit – eine gründliche Untersuchung durch den Fachmann. Es könnte zum Beispiel auch eine krankhafte Veränderung der gesunden Darmkeimbesiedlung (-flora) bestehen, die ebenfalls behandelt werden muß, weil sie nicht allein den Stuhlgang stört, sondern auch für andere Krankheiten mitverantwortlich sein kann.

Abführmittel sind bei chronischer Darmträgheit fast immer falsch, denn sie schädigen bei längerer Einnahme den Darm, können schließlich die Verstopfung verschlimmern und außerdem den Kaliumhaushalt derart stören, daß sogar Herzschäden eintreten. Das gilt nicht nur für chemische, sondern auch für pflanzliche Abführmittel und ebenso für Einläufe.

Zwar spricht nichts grundsätzlich dagegen, bei hartnäckiger Verstopfung auch einmal ein mildes pflanzliches Abführmittel einzunehmen, aber zur dauernden Besserung sind nur die folgenden Maßnahmen geeignet:

- Umstellung der üblichen ballaststoffarmen Ernährung auf ballaststoffreiche Vollwertkost mit ausreichend Rohkost – durch die regelmäßige Zufuhr von Ballaststoffen erreicht man oft auch eine Senkung erhöhter Blutfettwerte, beugt also der Arteriosklerose und ihren Folgekrankheiten mit vor.
- Bei Bedarf können Ballaststoffe zusätzlich noch mit Leinsamen, Weizenkleie oder Trockenfrüchten (wie Feigen, Pflaumen) verabreicht werden; dann muß man unbedingt ausreichend Flüssigkeit dazu trinken, damit die Ballaststoffe gut im Darm aufquellen und nicht verklumpen.
- Morgens können 2 Gläser zimmerwarmes Mineralwasser, gleich nach dem Aufstehen nüchtern getrunken, für eine baldige Stuhlentleerung sorgen.
- Ausreichend Bewegung trägt ebenfalls zur regelmäßigen Darmentleerung bei.

- Der Darm soll zur Pünktlichkeit „erzogen“ werden, indem man jeden Tag ungefähr zur gleichen Zeit die Toilette aufsucht und dem Darm genügend Zeit zur Entleerung läßt; allmählich schleift sich das als Gewohnheit ein und der Stuhlgang kommt fast reflexartig.

Wenn diese Selbsthilfe die chronische Verstopfung nicht bald dauerhaft beseitigt, kann nur fachliche Therapie weiterhelfen. Zur Entwöhnung von langjährigem chronischem Abführmittelmißbrauch muß ebenfalls der Therapeut zugezogen werden.

Divertikel des Darms

Divertikel nennt man krankhafte Ausstülpungen, die vorwiegend im Dickdarm auftreten (siehe Abb. 8, Seite 86). Es kann sich um die bloße Ausstülpung eines Schleimhautteils durch Lücken in der Muskulatur oder um die Ausstülpung eines kleinen Abschnitts der Darmwand handeln. In jüngeren Jahren kommen solche Dickdarm-Divertikel selten vor, nach dem 60. Lebensjahr aber bei jedem zweiten Menschen. Als Hauptursache gilt vor allem chronische Verstopfung und Ballaststoffmangel der üblichen Zivilisationskost. Übergewicht scheint Divertikel zu begünstigen. Auch Darmkrankheiten und angeborene Faktoren spielen im Einzelfall eine Rolle.

Die Divertikel können einzeln, oft aber auch zahlreich auftreten. Häufig verursachen sie keine nennenswerten Beschwerden und werden nur zufällig entdeckt. Ein Teil der Betroffenen klagt über leichte, auch krampfartige Schmerzen vor allem im linken Mittel- und Unterbauch, die in die Nabelgegend ausstrahlen können. Ferner können Blähungen, Völlegefühl und unregelmäßiger Stuhlgang (meist Verstopfung, teils mit Durchfall wechselnd) auftreten. Erhebliche **Symptome**, vor allem stärkere Schmerzen, zuweilen auch Blut im Stuhl und leichtes Fieber, treten meist erst auf, wenn sich die Divertikel entzünden. Schwere Komplikatio-

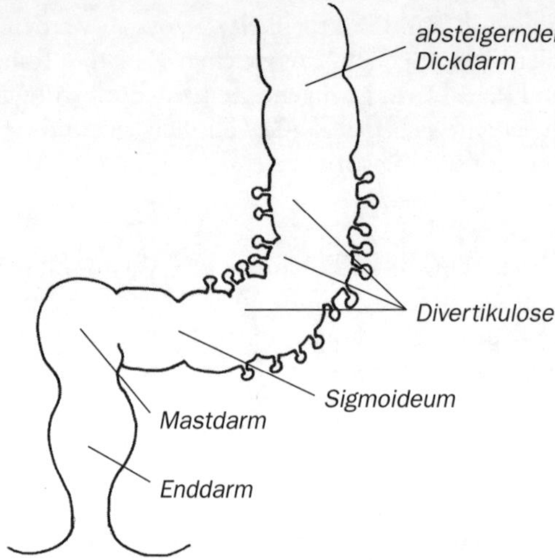

Abb. 8: *Darmdivertikel (schematisch)*

nen mit starken Beschwerden entstehen bei entzündlicher Verengung des Darms oder Durchbruch eines Divertikels in den Bauchraum.

Divertikel können nicht mehr rückgängig gemacht werden. In einfachen Fällen genügt es zur **Behandlung**, eine *ballaststoffreiche Ernährung* (also viel Rohkost) und zusätzliche täglich 20–30 g Leinsamen oder Weizenkleie einzunehmen, um die Krankheit günstig zu beeinflussen. Dazu muß reichlich Flüssigkeit getrunken werden, damit die Ballaststoffe nicht verklumpen und vielleicht einen Pfropf im Darm bilden, der manchmal nur chirurgisch entfernt werden kann. Blähende Speisen sind zu vermeiden. Das genügt normalerweise zur Behandlung.
Bei ausgeprägten Beschwerden oder Entzündungen der Divertikel wird der Therapeut individuell *homöopathische Mittel* mit schmerz- und krampflindernder Wirkung verordnen. Antibiotika gegen die Entzündung bewähren sich weniger gut, denn sie erreichen die in den Divertikeln vorhandenen Bakterien kaum und schädigen nur unnötig die Darmflora.

Wenn es immer wiederkehrend zu Divertikelentzündungen, Blutungen oder stärkerer Verengung des Darms kommt, die Gefahr eines Durchbruchs in die Bauchhöhle besteht oder Eiterfisteln zu benachbarten Organen entstanden sind, führt an der *Operation* oft kein Weg vorbei. Dabei wird der betroffene Dickdarmabschnitt entfernt, die beiden „Darmstümpfe“ näht man wieder zusammen.

Ähnliche Symptome wie Divertikel kann auch der beginnende Darmkrebs verursachen. Deshalb müssen die Beschwerden immer baldmöglichst genau untersucht werden.

Unkontrollierter Stuhlabgang

Die Fähigkeit, den Stuhlabgang willentlich zu kontrollieren, kann im Alter nachlassen. Von den 75jährigen leiden rund 30 % an einer Stuhl- und/oder Harn-Inkontinenz (siehe auch Seite 97). Oft ist sie auf eine altersbedingte Schwäche des Afterschließmuskels zurückzuführen, aber auch Erkrankungen wie Schlaganfall oder Zuckerkrankheit können eine Rolle spielen. Meist gehen nur kleine Mengen Stuhl unwillkürlich ab.
Die Betroffenen schämen sich deshalb oft so sehr, daß sie sich von ihrer Umwelt zurückziehen und auch lange Zeit nicht mit dem Arzt über das Problem sprechen. Der günstigste Zeitpunkt für eine erfolgreiche Therapie geht deshalb ungenutzt vorüber, später ist die Behandlung wesentlich schwieriger, langwieriger und weniger erfolgreich. Dagegen hilft nur die Einsicht, daß man als Betroffener kein Einzelfall ist und sich dafür nicht schämen muß, sondern so rasch wie möglich die verschiedenen Therapie- und Hilfsmöglichkeiten nutzen sollte.

Alle Maßnahmen zur **Behandlung** müssen je nach individuellen Ursachen vom Therapeuten verordnet werden. Gut bewährt haben sich zum Beispiel regelmäßige *Gymnastik* speziell für den Beckenboden und Afterschließmuskel, „Toilettentraining“, homöopathische und andere *Medikamente*, manchmal auch die *Elektrostimulation* des Afterschließmuskels durch Implantation

eines kleinen Geräts oder die Operation, bei der man den Schließmuskel wieder strafft. Außerdem gibt es *Höschenwindeln* für Erwachsene, Einlagen und Vorlagen, die man wie Unterwäsche unauffällig trägt; sie bieten für Stunden sicheren Schutz. Die Ernährung soll ausreichend Ballaststoffe enthalten, damit der Stuhl regelmäßig pünktlich und ausreichend entleert werden kann und nicht zu weich wird.
Dank dieser bewährten Hilfsmittel kann sich auch ein stuhlinkontinenter Mensch frei bewegen und aktiv am Leben teilnehmen. Keinesfalls ist die Inkontinenz Anlaß, die Betroffenen ins Alters- oder Pflegeheim einzuweisen, wie es häufig der Fall ist.

Leber- und Bauchspeicheldrüsenkrankheiten

Auch diese Erkrankungen stehen häufig mit der üblichen falschen Zivilisationskost als Grundursache in Beziehung, weil sie zur Überforderung der großen Verdauungsdrüsen führt. Außerdem läßt die Funktionsfähigkeit im Lauf des Lebens nach, aber das muß zu keinen stärkeren Verdauungsbeschwerden führen. Bei rechtzeitiger Behandlung lassen sich die Störungen oft dauerhaft bessern, völlige Heilung gelingt aber nicht mehr in jedem Fall.

Funktionsschwäche der Leber

Leberinsuffizienz mit ungenügener Leberfunktion kann in jedem Alter vor allem durch Leberentzündungen oder andere Leberleiden auftreten. Im Alter muß keine krankhafte Ursache dahinter stehen, es kann sich auch um ein altersbedingtes Nachlassen der Leberfunktionen handeln. Wegen der Bedeutung der Leber als „Zentrallabor" des Körpers werden dadurch aber auch viele andere Körperfunktionen beeinträchtigt.

Auffälligstes **Warnzeichen** der schleichenden Funktionsstörung ist meist eine chronische Mattigkeit und Abgespanntheit bis hin zu Erschöpfungszuständen, oft begleitet von depressiven Verstimmungen ohne erkennbaren äußeren Anlaß. Meist mangelt es an Appetit, zwischendurch können aber Heißhungeranfälle auftreten. Fett wird oft in jeder Form schlecht vertragen. Häufig besteht auch noch chronische Übelkeit, seltener kommt es zur Gelbsucht mit Hautjucken.

Die Leberfunktionsschwäche kann nur labordiagnostisch genau festgestellt werden. Nach den Ursachen richtet sich die gezielte **Behandlung**, die immer fachlich verordnet wird. Folgende Maßnahmen stehen dabei im Vordergrund:

- Einleitend oft einige Fastentage mit eiweißangereicherter Kurmolke, danach vollwertige vegetarische Kost mit ausreichend Milchprodukten.
- Anregung der Leberfunktionen durch pflanzliche Arzneimittel, wobei sich vor allem Artischocken und Mariendistel sehr gut bewähren.
- Homöopathische Medikamente, zum Teil auch homöopathische Zelltherapie, um die Leberfunktionen zu verbessern und die Leberzellen zu regenerieren.
- Warme Heublumenkompressen auf die Lebergegend, die man fertig in der Apotheke erhält und nach Gebrauchsanweisung verwendet, um die Leber anzuregen.
- Strenger Verzicht auf Alkohol und alle nicht unbedingt notwendigen, vom Therapeuten verordneten Arzneimittel, die oft die Leber belasten.
- Manchmal kann zusätzlich eine Sauerstofftherapie angezeigt sein.

Diese Behandlung muß ausreichend lange fortgeführt werden, um die Leberfunktionen so gut wie möglich zu verbessern. Vegetarische Ernährung empfiehlt sich oft auch nach Besserung als Dauerkost.

Fettleber – Leberzirrhose

Die gesunde Leber speichert bis zu 5 % ihres Gewichts an Fett, das als Reserve dient und bei Bedarf dem Körper zur Verfügung gestellt wird. Bei der krankhaften Fettleber enthält das Organ bis zu 50 % (oder gar noch mehr) seines Gewichts an Fett. Diese heute vermehrt auftretende Leberverfettung steht häufig mit der üblichen Fehlernährung (aber nicht allein mit deren zu hohem Fettgehalt) in Beziehung. Hinzu kommen je nach Einzelfall weitere Krankheitsfaktoren, zum Beispiel längerer Alkohol- und/oder Arzneimittelmißbrauch mit Leberschädigung, Stoffwechselstörungen wie Zuckerkrankheit oder Leberentzündungen. Dadurch kommt es zur chronisch-schleichenden Leberverfettung, die häufig schon in jüngeren Jahren beginnt, aber oft erst im Alter zu stärkeren Beschwerden führt. Man unterteilt sie in folgende Stadien:

- Teilweise Leberverfettung, die symptomarm verläuft; mögliche Warnzeichen sind Druck in der Lebergegend, Völlegefühl, Neigung zu Blähungen und Aufstoßen.
- Fortgeschrittene Fettleber, bei der sich die Symptome verstärken, Schwellung und Entzündung der Leber und unklare Allgemeinsymptome wie Nervosität, Gereiztheit, depressive Verstimmung, chronische Erschöpfung und Schlafstörungen hinzukommen; die vergrößerte Leber kann prall-elastisch von außen unter dem rechten Rippenbogen getastet werden.
- Endstadium mit deutlicher Verschlimmerung aller Beschwerden, das in die nachstehend beschriebene Leberzirrhose übergehen kann.

Die **Behandlung**, die so früh wie möglich vom Therapeuten eingeleitet wird, ähnelt der bei Funktionsschwäche der Leber (siehe Seite 89), in fortgeschrittenen Fällen der bei Leberzirrhose.

> Zur akuten, teilweise tödlich endenden Leberverfettung kommt es altersunabhängig vor allem durch akute Vergiftungen (zum Beispiel durch Pilze), manchmal auch durch Leberschädigung bei schweren Infektionskrankheiten. Sie verläuft sehr rasch und muß sofort intensiv in der Klinik behandelt werden.

Die *Leberzirrhose* (-schrumpfung) beobachtete man früher vorwiegend als Folge von langjährigem Alkoholmißbrauch. Dieser spielt heute zwar auch noch eine sehr wichtige Rolle, immer häufiger kommt es aber auch durch chronischen Arzneimittelmißbrauch dazu. Weitere Ursachen sind ungenügend behandelte andere Leberleiden (vor allem Entzündung und Verfettung), Erkrankungen der Gallenblase, Stoffwechselstörungen mit vermehrter Speicherung von Fett, Leberstärke, Eisen oder Kupfer in

der Leber oder Blutstauung in dem Organ bei chronischer Herzschwäche. Da die Zirrhose schleichend verläuft, treten ausgeprägte Symptome zum Teil erst im Alter auf. Die fortgeschrittene Krankheit endet nach langem Siechtum tödlich, weil die Leberzellen unheilbar zerstört werden.
Im *Frühstadium* verläuft die Leberzirrhose symptomarm, allenfalls treten unklare Verdauungsstörungen auf. Später kommt es dann zu Appetitmangel, Blähungen, Übelkeit, Fettunverträglichkeit, Druckgefühl in der Lebergegend und allgemeiner Schwäche und Mattigkeit. Unter dem rechten Rippenbogen kann die hart vergrößerte, höckrige Leber getastet werden, teilweise schwillt auch die Milz (beim linken Rippenbogen) an. Im Gesicht, an den Armen und auf der Brust treten „Lebersternchen“ auf, das sind kleine Rötungen durch Erweiterung von Arterien, die Handflächen sind vor allem an der Kleinfingerseite gerötet. Im *weiteren Verlauf* schrumpft die Leber, durch Behinderung der Durchblutung im Bauchraum entstehen Krampfadern auf der Bauchdecke („Medusenhaupt“) und in der Speiseröhre sowie Bauchwassersucht, das Gesicht nimmt eine gelblichgraue Färbung an. Die Leberfunktionen lassen immer stärker nach, die Symptome verschlimmern sich zusehends. Im *Endstadium* kommt es dann zum tödlichen Leberkoma, wenn der Patient nicht vorher schon an einer Blutung aus einer Krampfader in der Speiseröhre stirbt.
Eine *Therapie* der Leberzirrhose verspricht nur bei frühzeitigem Beginn noch Erfolg. Eine vollständige Heilung erzielt man auch durch Naturheilverfahren kaum, aber die Leberfunktionen können dadurch verbessert werden und das Fortschreiten der Zirrhose läßt sich aufhalten. In erster Linie eignen sich dazu individuell verordnete homöopathische Mittel und Medikamente mit *Mariendistel*, die als wichtigste Heilpflanze für die Leber gilt. Außerdem kann der Therapeut verschiedene *Vitalstoffe* oder eine *Sauerstoffbehandlung* verordnen. Die *Leberdiät* soll streng vegetarisch sein, die pflanzliche Nahrung möglichst aus kontrolliertem biologischem Anbau stammen, um die zusätzliche Leberbelastung durch chemische Rückstände zu verringern. Alle diese Maßnahmen müssen lange Zeit (meist lebenslang) durchgeführt werden. Strikt verboten sind Alkoholika und alle entbehrlichen chemischen Arzneimittel.

In schweren Fällen kann eine Klinikbehandlung erforderlich sein. Bei Blutungen aus der Speiseröhre, die man an erbrochenem Blut erkennt, muß unverzüglich der Hausarzt oder Notarzt alarmiert werden, um das Verbluten zu verhindern.

Erkrankungen der Bauchspeicheldrüse

Die Bauchspeicheldrüse ist von entscheidender Bedeutung für die Verdauung, weil ihr enzymreiches Sekret, das in den Zwölffingerdarm abgesondert wird, vor allem die Fett- und Eiweißverdauung ermöglicht. Im Alter läßt diese Sekretion oft nach, und es werden zu wenig Verdauungsenzyme abgesondert. Das kann als normaler Altersvorgang entstehen, zum Teil aber auch bei Steinen in der Drüse oder durch eine noch ungeklärte Störung des Immunsystems auftreten, bei der sich körpereigene Abwehrzellen gegen das Bauchspeicheldrüsengewebe richten und eine chronische Entzündung verursachen. Außerdem muß auch an Krebs der Bauchspeicheldrüse gedacht werden, der meist nach dem 60. Lebensjahr mit unklaren Verdauungsbeschwerden beginnt.

Allgemeine **Warnzeichen** einer Schwächung der Bauchspeicheldrüse sind Störungen der Fettverdauung mit fettig-breiigen Stühlen sowie Schwächezustände und Muskelschwund auf Grund des Eiweißmangels. Da bei Bauchspeicheldrüsenstörungen auch die fettlöslichen Vitamine A, D, E und K nicht mehr ausreichend aus der Nahrung aufgenommen werden, kann es überdies zu Mangelzuständen auch bei genügender Zufuhr dieser Vitalstoffe kommen, die vor allem zu Sehstörungen, Knochenabbau und abnormer Blutungsneigung führen.

Die naturmedizinische **Behandlung** regt die Funktionen der Bauchspeicheldrüse vor allem homöopathisch wieder an. Da das nicht immer ausreichend gelingt, können zusätzlich *Verdauungsenzyme* als Arzneimittel verabreicht werden, um die ungenügende Sekretion der Drüse auszugleichen. Besondere Bedeutung kommt außerdem einer *fettarmen Ernährung* zu, weil die Fettverdauung besonders deutlich gestört ist. Steine in der Bauchspeicheldrüse lassen sich nur chirurgisch entfernen.

Zuckerkrankheit im Alter

Der Altersdiabetes beginnt im allgemeinen etwa ab dem 40. Lebensjahr, gehört also nicht zu den eigentlichen Alterskrankheiten. Da er aber lange Zeit unerkannt bleiben kann, wird er häufig erst mit zunehmendem Alter diagnostiziert. Medizinisch bezeichnet man diese Form auch als Typ-II-Diabetes. Über 80 % aller Zuckerkranken sind Typ-II-Diabetiker.
Das Problem der Zuckerkrankheit ist zu vielschichtig und kompliziert, als daß es hier ausführlich abgehandelt werden könnte. Dazu verweisen wir auf die einschlägige Literatur zu diesem Thema.
Im Gegensatz zum jugendlichen Typ-I-Diabetes entsteht der Altersdiabetes nicht durch völligen Insulinmangel. Die Inselzellen der Bauchspeicheldrüse produzieren durchaus noch Insulin, aber es reicht nicht aus, um den Zuckerstoffwechsel zu kontrollieren. Deshalb kommt es zum Anstieg der Blutzuckerwerte. Hauptursache dafür ist meist Übergewicht durch langjährige, zu kalorienreiche Fehlernährung. Zusammen mit ungünstigen Erbanlagen, die allein die Krankheit nicht verursachen, ruft es den akuten Typ-II-Diabetes hervor. Man erklärt die Bedeutung des Übergewichts als Diabetes-Ursache vor allem daraus, daß die vermehrten Fettzellen den Insulinbedarf zur Kontrolle des Zuckerstoffwechsels erhöhen und die Bauchspeicheldrüse diese Mehrarbeit im Lauf der Zeit nicht mehr leisten kann. Wenn Typ-II-Diabetes bei normal- oder gar untergewichtigen Menschen auftritt, müssen andere Faktoren die anlagebedingte Schwäche der Bauchspeicheldrüse begünstigen, die noch nicht endgültig bekannt sind; vor allem diskutiert man in solchen Fällen Bewegungsmangel, Streß und Infektionskrankheiten.

Mögliche **Warnzeichen** einer beginnenden Zuckerkrankheit sind vor allem:
- Übermäßiger Durst und vermehrte Harnausscheidung.
- Chronische Abgespanntheit, Müdigkeit und Leistungsschwäche.

- Allgemeine Benommenheit.
- Appetitmangel, Übelkeit und Gewichtsabnahme.
- Juckreiz und Neigung zu häufigen Hautinfektionen.
- Unklare Sehstörungen.
- Azetongeruch des Urins.

Auch wenn nur einzelne dieser Warnzeichen bestehen, muß sofort der Therapeut aufgesucht werden. Er kann labordiagnostisch den Blutzucker bestimmen, der allein die sichere Diabetes-Diagnose erlaubt.

In der Apotheke erhältlich sind *Teststreifen*, mit denen man selbst den Urin auf Harnzucker untersuchen kann, aber damit ist noch keine zuverlässige Diagnose möglich.
Trotzdem soll ab der Lebensmitte mindestens einmal im Jahr selbst mit den Teststreifen eine Harnuntersuchung vorgenommen werden, sofern man nicht regelmäßig eine Generaluntersuchung vornehmen läßt. Bei dem Selbsttest werden viele vorher unerkannte Diabetesfälle erstmals von den Betroffenen entdeckt und können dann frühzeitig behandelt werden.

Die rechtzeitige **Behandlung** ist sehr wichtig, um Spätkomplikationen nach jahrelanger unbehandelter Zuckerkrankheit zu vermeiden oder wenigstens lange zu verzögern. Dazu gehören vor allem frühe arteriosklerotische Gefäßschäden, Störungen der Nieren- und Nervenfunktionen und Netzhautschäden, die zur Erblindung führen können. Durch frühzeitige gute „Einstellung“ des Zuckerstoffwechsels können diese Folgekrankheiten, die zur verminderten Lebenserwartung führen, lange Zeit oder dauernd verhütet werden.
Da beim Altersdiabetes die Insulin-produzierenden Inselzellen der Bauchspeicheldrüse nicht (wie beim Typ I) zerstört werden, sondern nur „erschöpft“ sind, muß in der Regel kein Insulin gespritzt werden. In den meisten Fällen reicht es lange Zeit oder lebenslänglich, wenn man das Übergewicht durch schonende *Reduktionsdiät* nach Verordnung konsequent normalisiert und

danach durch individuell zusammengestellte Diät dafür sorgt, daß es nie mehr zu Übergewicht kommt und der Zuckerstoffwechsel nicht entgleist. Auf diese Diät wird der Patient individuell eingestellt, es erübrigt sich also, hier weiter darauf einzugehen. Im Gegensatz zu früher bevorzugt man heute eine Diabetes-Diät, die ausreichend pflanzliche Kohlenhydrate mit Ballaststoffen enthält. Sie muß strikt eingehalten werden, jede Abweichung kann den Blutzucker bedenklich ansteigen oder abfallen lassen und sogar zum gefährlichen Koma führen.
Zusätzlich ist ausreichend *Bewegung* nach einem individuell verordneten Trainingsprogramm notwendig. Dadurch kann im Lauf der Zeit das Allgemeinbefinden und die Leistungsfähigkeit trotz Diabetes im Vergleich zu früher deutlich verbessert werden. Diabetiker sind also keine chronisch Kranken, die nicht mehr aktiv am Leben teilnehmen könnten und ständig unter Beschwerden zu leiden haben, wie von den Betroffenen oft befürchtet wird.
Wenn diese Basistherapie nach längerem Krankheitsverlauf nicht mehr genügt, stehen verschiedene Arzneimittel zur Verfügung. Sie machen Diät und Training aber nicht überflüssig, sondern ergänzen sie nur. *Homöopathische Mittel* können zur Behandlung ausreichen, leider heilen sie Diabetes aber auch nicht, obwohl es einige seriöse Berichte darüber gibt. Die Schulmedizin verordnet orale *Antidiabetika* in Tablettenform, *Insulininjektionen* sind nur im Notfall beim Typ-II-Diabetes einmal notwendig.

Regelmäßige Überwachung des Krankheitsverlaufs durch den Therapeuten und Selbstkontrolle des Blut- oder Harnzuckers durch den Patienten, der dazu fachlich angeleitet wird, tragen mit dazu bei, mögliche Komplikationen frühzeitig zu erkennen und bei Bedarf die Behandlung zu ändern. Die dafür festgesetzten Termine müssen pünktlich wahrgenommen werden.

Alterskrankheiten der Harn- und Geschlechtsorgane

Funktionsstörungen und Krankheiten der Ausscheidungs- und Geschlechtsorgane kommen im Alter vermehrt vor, insbesondere die Vergrößerung der Vorsteherdrüse und unwillkürlicher Harnabgang. Auch sexuelle Störungen sind bei alten Menschen verbreitet, aber nicht unbedingt organisch verursacht, sondern oft die Folge der Tabuisierung der Sexualität im Alter.

Nieren- und Blasenleiden

Von typischen Alterskrankheiten der Ausscheidungsorgane im engeren Sinn kann man nicht sprechen. Allerdings können die Nierenfunktionen durch zunehmende Verkalkung der Nierenarterien eingeschränkt werden, was schlimmstenfalls mit Nierenversagen endet. An der Blase kann es vor allem zur Schließmuskelschwäche mit unkontrolliertem Harnabgang und zur Abflußbehinderung durch Prostatavergrößerung kommen (siehe Seite 97/99f.).

Die genaue Diagnose und gezielte Therapie solcher Erkrankungen ist nur dem Fachmann möglich. Allgemeine **Warnzeichen** einer Nieren-Blasen-Erkrankung sind:
- Abnormer Harndrang, wobei die Harnmenge vermehrt oder vermindert sein kann.
- Schmerzen und Brennen beim und nach dem Wasserlassen in der Harnröhre und Blase, teilweise auch Druck- oder Schmerzgefühl am Damm oder in der Nierengegend (im Kreuz).
- Trüber, auffällig heller oder dunkler, teilweise blutiger Urin.
- Kopfschmerzen, Abgespanntheit, Gereiztheit und abnorm vertiefte Atmung, die zusammen mit anderen Symptomen auf eingeschränkte Nierenfunktionen mit drohendem Nierenversagen hinweisen können.

Alle diese Beschwerden erfordern rasche Klärung der Ursachen. Auch wenn man subjektiv nur wenig darunter leidet, soll bald eine Untersuchung veranlaßt werden.

Für die Nieren-Blasen-Funktionen ist außerdem noch wichtig, daß genügend getrunken wird (täglich mindestens 1,5 l). Sie können sonst ihre Ausscheidungsfunktionen nicht hinreichend erfüllen, und es droht die Ausfällung von Konkrementen aus dem zu stark konzentrierten Urin, aus denen sich Nierensteine entwickeln können. Da die „Durstsensoren" im Alter oft nicht mehr ausreichend arbeiten, trinken ältere Menschen erfahrungsgemäß oft zu wenig. Deshalb sollten sie sich nicht auf das Durstgefühl verlassen, sondern sich angewöhnen, davon unabhängig regelmäßig etwas zu trinken, um 1,5 l Flüssigkeit zuzuführen. Eine Einschränkung dieser Trinkmenge kann nur bei manchen Herz- oder Nierenleiden nach ausdrücklicher fachlicher Verordnung notwendig sein.

Unkontrollierter Harnabgang

Der unwillkürliche Harnabgang ist im Alter ähnlich verbreitet wie Stuhl-Inkontinenz (siehe Seite 87), zum Teil besteht gleichzeitig Harn- und Stuhl-Inkontinenz. Viele der Betroffenen verschweigen das aus falscher Scham auch vor dem Therapeuten lange Zeit. Verursacht wird unkontrollierter Harnabgang oft durch eine altersbedingt zunehmende Schwächung der Blasenschließmuskulatur, teilweise auch durch Schlaganfälle oder bei Diabetes. Blasenentzündungen spielen im Vergleich zur Harn-Inkontinenz in jüngeren Jahren bei älteren Menschen keine so wichtige Rolle mehr, können jedoch vor allem bei Frauen vorliegen. Bei Männern steht die Inkontinenz häufig in Beziehung zu einer Prostataerkrankung oder -operation.

Auch die Harn-Inkontinenz kann bei frühzeitiger fachlicher **Behandlung** am besten gebessert oder geheilt werden, deshalb darf die Untersuchung nicht aus falscher Scham unnötig verzögert werden. Neben gezielter medikamentöser Behandlung möglicher krankhafter Ursachen (vor allem der Prostatakrankheiten) kann die Schließmuskulatur durch *Elektrostimulation* oder eine chirur-

gische Straffung wieder gestärkt werden. Zusätzlich betreibt man nach fachlicher Anleitung *Beckenbodengymnastik*. Genügt das nicht, können aufsaugende Einlagen oder *Höschenwindeln*, die stundenlang sicheren Schutz bieten, unauffällig getragen werden. Teilweise werden auch *Katheter* eingelegt, die den Harn aus der Blase in einen Urin-Auffangbeutel ableiten; da beim ständigen Tragen solcher Katheter aber vermehrt Harnwegsinfektionen drohen, ist diese Maßnahme nur bedingt empfehlenswert.
Welche Behandlung im Einzelfall erforderlich ist, um den inkontinenten Patienten ihre Bewegungsfreiheit wieder zurückzugeben, kann immer nur der Therapeut entscheiden. Hilfe ist praktisch immer möglich, eine Abschiebung ins Alters- oder Pflegeheim wegen der Inkontinenz keineswegs erforderlich.

Senkung und Vorfall der Gebärmutter

Lageveränderungen der Gebärmutter liegt oft eine angeborene Bindegewebsschwäche zugrunde. Später kann der dadurch geschwächte Halteapparat und/oder Beckenboden dann noch durch Geburten zusätzlich geschwächt werden, außerdem tragen auch die normalen Altersvorgänge mit dazu bei. Zu den eigentlichen Alterskrankheiten gehört das zwar nicht, denn die Symptome können schon wesentlich früher auftreten, aber mit zunehmendem Alter leiden mehr Frauen stärker darunter.
In einfachen Fällen senkt sich der Gebärmutterhals lediglich unterschiedlich weit in die Scheide, in schweren Fällen treten Teile der Gebärmutter und Scheide sichtbar vor.

Warnzeichen einer beginnenden Senkung in die Scheide sind meist unklare, häufig wiederkehrende Rückenschmerzen, teilweise zusätzlich Schmerzen beim Geschlechtsverkehr.

Die **Behandlung** besteht in solchen Fällen vor allem in regelmäßiger *Beckenbodengymnastik* nach fachlicher Anleitung. Wenn sich die Gebärmutter stärker gesenkt hat oder gar vorgefallen ist, kann in der Regel nur chirurgisch behandelt werden.

Vergrößerung der Prostata (Adenom)

Das Adenom der männlichen Vorsteherdrüse ist weit verbreitet, es gehört zu den häufigsten „Männerkrankheiten". Jenseits des 50. Lebensjahrs leiden ungefähr 60 % aller Männer an dieser gutartigen Geschwulst. Streng genommen handelt es sich um keine Vergrößerung der Prostata selbst, sondern um Wucherungen der Drüsen, die den Anfangsteil der Harnröhre umgeben; deshalb ist es korrekter, von einem Blasenhalsadenom zu sprechen. Diese Drüsen stehen vor allem unter dem Einfluß der weiblichen Hormone, die auch im Körper des Mannes vorhanden sind. Als Ursache der Wucherung vermutet man deshalb, daß sich mit zunehmendem Alter das Verhältnis der weiblichen und männlichen Sexualhormone verschiebt und die weiblichen stärkeren Einfluß auf die Drüsen um die Harnröhre gewinnen. Allerdings steht diese Ursache noch nicht endgültig fest. Überdies scheint es, daß auch eine zu fettreiche Ernährung das Verhältnis der männlichen und weiblichen Hormone so beeinflußt, daß die Drüsen am Blasenhals zu wuchern beginnen.

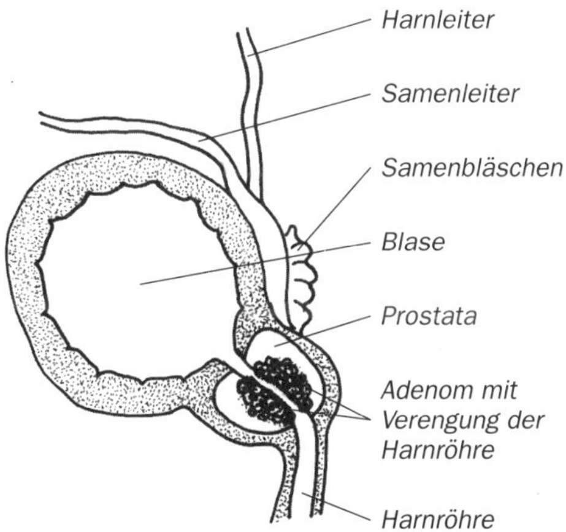

Abb. 9: *Prostata-Adenom (schematisch)*

Das Adenom geht also nicht vom Prostatagewebe selbst, sondern von den Drüsen um die Harnröhre aus. Je stärker sie wuchern, desto mehr wird das eigentliche Prostatagewebe nach außen gedrängt. Schließlich umgibt es die Wucherung wie eine flache Kapsel (Schale). Lediglich bei äußerer Betrachtung wirkt die Vorsteherdrüse erheblich vergrößert.
Als Folge der Wucherung wird der Anfangsteil der Harnröhre zunehmend verengt und die Harnentleerung immer stärker behindert (siehe Abb. 9, Seite 99). Das geschieht chronisch-schleichend mit zunächst geringen Symptomen, die häufig lange Zeit nicht beachtet werden.

Zu den typischen **Warnzeichen des 1. Stadiums** eines Prostata-Adenoms gehören:

- Häufiger, insbesondere auch nächtlicher Harndrang, wobei die Entleerung oft erst nach einer gewissen Wartezeit und durch Preßdruck der Muskulatur in abgeschwächtem Strahl erfolgt; die Blase kann aber noch vollständig entleert werden.
- Vorübergehende Verschlimmerung der Beschwerden vor allem durch langes Sitzen, Verstopfung, Alkoholkonsum oder Einwirkung von Kälte, Besserung dagegen durch Wärme und Bewegung.

Die Harnblase paßt sich im 1. Stadium der Abflußbehinderung an, indem sich ihre Muskulatur verstärkt. Dauert dieses Stadium längere Zeit, kommt es infolge der chronischen Überforderung doch zu Blasenschäden. Deshalb soll auch das symptomarme 1. Stadium behandelt werden. Die Aussichten, durch Medikamente eine dauerhafte Besserung der Beschwerden und einen Stillstand oder sogar teilweisen Rückgang des Adenoms zu erzielen, sind noch günstig.

Zur **Behandlung** eignen sich verschiedene homöopathische Wirkstoffe und pflanzliche Fertigarzneimittel, die vor allem *Brennesselsamen, Kürbiskerne* und *Sabalfrüchte* enthalten, zum Teil ergänzt durch *Vitamin E*. Die Heilpflanzen haben ihre Wirksamkeit zum Teil bereits in wissenschaftlichen Untersuchungen unter Beweis gestellt. In der Naturheilkunde wendet man sie auf Grund praktischer Erfahrungen auch ohne den Segen der offiziellen Medizin schon lange an, um den Patienten ohne Nebenwirkungen zu hel-

fen. Männliche Sexualhormone sollen grundsätzlich nicht verwendet werden; ihre Wirksamkeit enttäuscht, und es besteht die Gefahr, daß dadurch Prostatakrebs gefördert wird.
In manchen Fällen beschränkt sich das Adenom lange Jahre oder dauernd auf das 1. Stadium, aber das kann man im voraus nie beurteilen. Man darf deshalb auch bei geringen Beschwerden nicht auf die Therapie verzichten, die fachlich verordnet wird.

Empfehlenswert ist es, ab der Lebensmitte, wenn das Risiko eines Adenoms zunimmt, schon vorbeugend 2–3mal jährlich eine jeweils 6–8wöchige Kur mit einem pflanzlichen Medikament durchzuführen. Völlig sicher schützt das zwar nicht, aber zumindest aufhalten kann man dadurch die Adenomentwicklung.
Wegen des vermuteten Zusammenhangs zwischen Adenom und fettreicher Ernährung soll außerdem die Fettzufuhr frühzeitig auf höchstens 50–60 g am Tag reduziert werden.

Im **2. Stadium** des Prostata-Adenoms kann die Harnblase die Abflußbehinderung nicht mehr vollständig ausgleichen. Infolge der chronischen Überforderung erweitert sie sich immer mehr und erschlafft. Der Harndrang nimmt zu, der Harnstrahl wird schwächer, eine völlige Entleerung der Blase ist auch durch Preßdruck nicht mehr möglich. Deshalb bleibt Harn in der Blase zurück, und es drohen Infektionen, die auch in die Nieren aufsteigen und gefährliche Entzündungen verursachen können.
Auch in diesem fortgeschrittenen Stadium können die oben genannten pflanzlichen Arzneimittel oder homöopathischen Wirkstoffe noch zur dauernden Besserung und zur Verzögerung oder zum Stillstand der weiteren Wucherung führen. Aber das gelingt nicht immer zufriedenstellend. Daher kann im Einzelfall bereits im 2. Stadium die *chirurgische Ausschälung* des Adenoms erforderlich werden.
Unverzichtbar wird die Operation im **3. Stadium** des Adenoms. Nun besteht praktisch dauernder Harndrang, aber es werden immer geringere Urinmengen ausgeschieden. Deshalb staut sich

der zurückgehaltene Urin in den Harnleitern bis in die Nieren, die dadurch schwer geschädigt werden und schließlich zu versagen drohen. Im Endstadium muß zur Entleerung des Harns ein Dauerkatheter angelegt werden. Durch schleichende Harnvergiftung kann das 3. Stadium tödlich enden, wenn das Adenom nicht rasch chirurgisch entfernt wird. Medikamentös ist keine Hilfe mehr möglich. Homöopathische und pflanzliche Arzneimittel sollen aber nach der Operation längere Zeit eingenommen werden, um zum Beispiel zurückgebliebene Störungen der Harnentleerung zu bessern.

Um eine frühzeitige Diagnose und Therapie des Prostata-Adenoms sicherzustellen, sollte jeder Mann aber der Lebensmitte einmal jährlich eine Untersuchung vornehmen lassen, bei der man die Prostata mit dem Zeigefinger vom Enddarm her abtastet. Durch diese einfache Untersuchung kann eine beginnende Vergrößerung leicht erkannt werden. Außerdem ermöglicht sie auch die Frühdiagnose des Prostatakrebses, der etwa ab dem 60. Lebensjahr stark zunimmt.

Sexuelle Störungen im Alter

Ein befriedigendes Sexualleben gehört für die meisten Menschen zur Lebensqualität, das gilt auch im Alter. Mittlerweile wird die Alterssexualität in unserer Gesellschaft zwar nicht mehr so stark tabuisiert, aber es bestehen immer noch genügend Vorurteile und falsche Vorstellungen sowohl bei den alten Menschen als auch bei ihrer Mitwelt, wie folgender Fall aus meiner Praxis veranschaulicht.

Fall 4

„Ich möchte doch meine Kinder und Enkel nicht verlieren", schluchzte Frau K., eine sehr gepflegte 72jährige Dame, bei der ersten Konsultation. „Aber kann man von mir verlangen, daß ich dafür wie eine Nonne lebe? Habe ich in meinem Alter kein Recht mehr auf ein glückliches Liebesleben?"
Der Konflikt mit ihrer Tochter und deren Familie war vor einigen Monaten entstanden, als Frau K., die ziemlich vereinsamt lebte, über ein Inserat einen jüngeren Mann kennengelernt hatte und sich Hals über Kopf in ihn verliebte. Nachdem sie ihn ihren Angehörigen vorgestellt hatte, erntete sie nur Vorwürfe und Kritik. Vor allem ihre Tochter machte ihr Vorhaltungen wegen dieser „in ihrem Alter unmöglichen" Beziehung und stellte sie vor die Alternative, entweder die Beziehung abzubrechen oder zukünftig auf Kontakte mit ihr und ihrer Familie zu verzichten. Zwar hing Frau K. sehr an allen, aber sie war standhaft genug, sich das nicht gefallen zu lassen. Obwohl sie sich im Recht fühlte, entwickelte sie doch Schuldgefühle, die auch ihre Partnerschaft belasteten. „Vorher hatten wir eine so befriedigende, zärtliche Beziehung", klagte sie mir, „aber seit diese Auseinandersetzung besteht, haben wir viele Probleme, auch sexuell." Außerdem waren durch die psychische Belastung auch körperliche Funktionsstörungen bei der vorher kerngesunden Frau eingetreten. Der Versuch, ein Gespräch mit der Tochter herbeizuführen, scheiterte an deren Widerstand. So konnte ich Frau K. nur durch Gesprächstherapie und ein psychisch stabilisierendes homöopathisches Medikament helfen. Im Verlauf der Gesprächstherapie lernte sie, zu ihren Bedürfnissen zu stehen, ohne Schuldgefühle zu haben. Heute ist ihre Partnerbeziehung wieder ungetrübt, und sie hat sich mit der uneinsichtigen Haltung ihrer Tochter abgefunden, auch wenn sie immer noch unter der Trennung leidet.

So krasse Reaktionen der Umwelt sind heute glücklicherweise nicht mehr die Regel, wenn alte Menschen sich wieder verlieben und sexuell aktiv bleiben. Aber es bleibt immer noch genügend Zündstoff, der allen Beteiligten das Leben unnötig erschwert.

Dabei steht eindeutig fest, daß Sexualität bei alten Menschen nicht nur völlig normal ist, sondern den Lebenswillen, die Spannkraft, Vitalität und Widerstandsfähigkeit gegen Krankheiten erhöht. Niemand hat das Recht, alten Menschen durch Vorurteile dieses „Lebenselixier" zu verwehren.
Natürlich kommt es leicht zu sexuellen Störungen, wenn man sich seiner sexuellen Bedürfnisse schämt, sie vielleicht selbst als „unnormal" ablehnt. Dagegen hilft nur, daß man dazu steht und sich das Recht nimmt, diese Bedürfnisse auszuleben, auch wenn man dafür angefeindet oder belächelt wird. Das erfordert Mut und manchmal die „Rückenstärkung" durch einen vernünftigen Psychotherapeuten.

Neben erheblichen psychischen Problemen können im Alter aber auch *organische Krankheiten* zu Störungen der sexuellen Funktionen führen. Vor allem Durchblutungsstörungen durch Verkalkung der Beckenarterien, Prostataerkrankungen und Zuckerkrankheit spielen bei älteren Menschen oft eine Rolle. Daher muß man über sexuelle Probleme frühzeitig offen mit dem Therapeuten sprechen, der mögliche körperliche Ursachen diagnostizieren und gezielt behandeln kann. Neben Medikamenten gibt es inzwischen auch erfolgversprechende chirurgische Hilfen, über die der Arzt individuell berät.
Sexualität im Alter ist nicht mehr so stürmisch und fordernd wie in jüngeren Jahren, nicht mehr so stark auf „Leistung" und Orgasmus ausgerichtet. Sie kann sehr viel Zärtlichkeit enthalten und auch dann lustvoll und befriedigend erlebt werden, wenn es nicht immer zum sexuellen Höhepunkt kommt. Es gehört auch zur Freiheit des Alters, daß man sich vom „Leistungssex" befreit und lernt, einfach den körperlichen Bedürfnissen und Reaktionen zu vertrauen. Diese „reife" Sexualität darf den alten Menschen niemand vergällen.

Alterskrankheiten am Stütz- und Bewegungsapparat

Erkrankungen der Knochen, Gelenke und Bandscheiben kommen mit zunehmendem Alter häufiger oder schwerer vor. Teilweise stehen sie mit der Alterung und Abnutzung durch lebenslange Beanspruchung in Zusammenhang. Da sie oft sehr schmerzhaft verlaufen und die Aktivitäten zunehmend einschränken, sind sie besonders gefürchtet. Die Naturheilkunde kennt aber genügend Therapien, um auch fortgeschrittene Erkrankungen noch zu lindern und die Beweglichkeit wieder zu verbessern, ohne daß dafür die oft erheblichen Nebenwirkungen chemischer Arzneimittel in Kauf genommen werden müßten.

Chronische rheumatische Krankheiten

Der chronisch fortschreitende Gelenkrheumatismus ist keine typische Alterskrankheit, die meisten Fälle beginnen schon um die Lebensmitte, und zwar häufiger bei Frauen als bei Männern. Im Alter nehmen die Beschwerden aber oft noch deutlich zu, und die Bewegungseinschränkung verschlimmert sich.

Die entzündliche Erkrankung verläuft schleichend. Anfängliche **Symptome** sind mäßige Schmerzen und teigige Schwellungen vor allem an den Hand- und Fußgelenken, außerdem morgens ein Gefühl der Steifigkeit, das sich nach wenigen Minuten bessert. Im weiteren Verlauf werden auch andere Gelenke befallen. Durch allmähliche Zerstörung des Gelenks und Wucherungen des Bindesgewebes kommt es zu Deformierungen, die zu unterschiedlich starken Einschränkungen der Gelenkfunktionen führen. Auch Knorpel- und Knochenzerstörungen treten bei längerer Krankheit ein, schließlich versteift das kranke Gelenk. Der ganze Krankheitsprozeß geht mit erheblichen Schmerzen einher. Zwischendurch kann es zur scheinbaren Besserung kommen, insgesamt verläuft die Erkrankung aber unaufhaltsam chronisch.
Die Ursachen der progredient chronischen Polyarthritis (pcP) sind noch unklar. Erbanlagen spielen wahrscheinlich keine Rolle, auch wenn es familiär gehäuft zur Erkrankung kommen kann.

Vielmehr scheint eine Störung der körpereigenen Abwehr zugrunde zu liegen, bei der Abwehrstoffe gegen Körpergewebe gebildet werden, die das Gelenk zerstören. Diskutiert wird, ob dieser Immundefekt durch Viren oder die bakterienähnlichen Mykoplasmen ausgelöst werden kann. Aus der Sicht der Naturheilkunde soll außerdem eine Verschlackung der Gewebe eine Rolle spielen, die möglicherweise auch an der Immunstörung beteiligt ist.

Zur **Behandlung** verwendet die Schulmedizin meist stark schmerzlindernde, entzündungshemmende synthetische Arzneimittel, in schweren Fällen auch *Cortison.* Diese Medikamente unterdrücken die Symptome zwar rasch und können den weiteren Krankheitsverlauf verzögern, so daß sie bei starken Beschwerden zunächst angezeigt sein können. Es drohen aber auch ernste Nebenwirkungen, vor allem bei längerem Gebrauch. Deshalb soll die Behandlung möglichst bald auf unbedenkliche Naturheilverfahren umgestellt werden, die auch bei der oft erforderlichen Dauerbehandlung gut verträglich bleiben. Die Behandlung wird individuell vom Fachmann verordnet und besteht hauptsächlich aus folgenden Maßnahmen:

- Einleitend einige Rohkost- oder Saftfasttage, die allgemein umstimmend, schmerzlindernd und entzündungshemmend wirken; danach Umstellung der Ernährung auf vegetarische Kost mit viel Rohkost. Praktische Erfahrungen an naturmedizinischen Kliniken belegen, daß dadurch selbst bei schweren rheumatischen Krankheiten mit erheblicher Einschränkung der Beweglichkeit innerhalb von 10–12 Tagen meist eine deutliche Besserung erreicht wird.
- Langzeittherapie durch individuell ausgewählte homöopathische Mittel und entschlackende Heilpflanzen, vor allem Brennnessel, Löwenzahn, Teufelskralle und Wacholder.
- Örtliche Behandlung durch hautreizende Einreibungen, die schmerz- und entzündungshemmend wirken; sie können homöopathische und/oder pflanzliche Wirkstoffe enthalten.
- Gelenkwickel mit Heilerde oder Fango, die man nach Gebrauchsanweisung verwendet, teilweise auch Kältebeutel nach Verordnung, die gut schmerzlindernd und entzündungshemmend wirken.

- Injektion homöopathischer Wirkstoffe zur örtlichen Umstimmung oder von homöopathischen Organextrakten zur Regeneration des Gelenks.
- Massagen und Bestrahlungen nach Anweisungen des Therapeuten.

Diese kombinierte Therapie wirkt zwar nicht so schnell wie chemische Arzneimittel, aber dauerhafter. Eine Heilung wird dadurch nicht immer möglich sein, aber wenigstens eine anhaltende Besserung und ein teilweiser Wiederaufbau zerstörter Gelenke.

Abnutzung der Gelenke

Degenerative Gelenkveränderungen (Arthrosis deformans) können unabhängig vom Alter auftreten, zum Beispiel durch Entzündungen oder Verletzungen. Mit zunehmendem Alter wird die Arthrose aber häufiger, nach dem 55. Lebensjahr leiden rund 2/3 aller Menschen bei uns unterschiedlich stark darunter, bevorzugt an den Knie- und Hüftgelenken. Die altersbedingte natürliche Abnutzung mit Stoffwechselstörungen des Gelenkgewebes spielt als Ursache keine so wichtige Rolle, wie oft angenommen wird, normalerweise können die Gelenke trotz der unvermeidlichen Verschleißerscheinungen bis ins hohe Alter gut funktionieren. Häufig müssen erst weitere schädliche Faktoren hinzukommen, ehe eine krankhafte Abnutzung eintritt. Teilweise besteht eine anlagebedingte Minderwertigkeit des Gelenkknorpels, der deshalb vorzeitig verschleißt. Häufig begünstigt auch Bewegungsmangel die vorzeitige Abnutzung, denn nur durch regelmäßiges Training werden die ständigen Aufbauvorgänge im Gelenk gefördert. Überforderung durch häufige oder ständige Fehl- und Überbelastungen dagegen kann maßgeblich mit zur Arthrose beitragen, zum Beispiel Hochleistungssport oder Übergewicht, Fehlstellungen vor allem durch nicht korrigierte O- und X-Beine oder Veränderungen am Fußskelett wie Platt- oder Senkfüße. Schließlich können auch noch entzündliche Gelenkerkrankungen zu schweren Schäden mit ausgeprägter Arthrose führen.

Im Verlauf der chronisch-schleichenden Krankheit kommt es zur Zerstörung des Gelenkknorpels, Veränderungen an der Gelenkkapsel, Verschmälerung des Gelenkspalts und Gelenkdeformierungen, so daß die beiden Gelenkenden nicht mehr genau zueinander passen. Anfangs treten als **Symptome** nur leichte, ziehende Gelenkschmerzen auf, und es fällt morgens und nach längerem Sitzen schwer, sich wieder zu bewegen. Im weiteren Verlauf nehmen die Schmerzen zu, Gelenkschwellungen entstehen, zwischendurch auch immer wieder Gelenkentzündungen. Schließlich kann das Gelenk durch fortschreitende Versteifung völlig gebrauchsunfähig werden.

Zur **Behandlung** der Arthrose verwendet die Schulmedizin wie bei chronischen rheumatischen Gelenkerkrankungen (siehe Seite 106) starke Schmerzmittel. Vorübergehend können sie bei starken Beschwerden trotz ihrer erheblichen Risiken vertretbar sein, aber nicht zur Langzeittherapie. Dazu eignen sich die folgenden Naturheilverfahren besser:

- Einleitend Rohkost- oder Saftfastenkur, die nach Anweisung des Therapeuten 2 Wochen und länger dauern kann; anschließend Langzeittherapie durch vegetarische Diät mit hohem Rohkostanteil. Diese Diättherapie führt oft zu einer überzeugenden Besserung selbst in schweren Fällen, wenn man etwas Geduld aufbringt.
- Individuell zu verordnende homöopathische Heilmittel, ergänzt durch pflanzliche Medikamente vor allem mit *Teufelskralle* und *Wacholder*, der die Stoffwechselstörungen der Gelenke günstig beeinflussen kann. Zum Teil werden homöopathische Mittel und Teufelskralle vom Therapeuten in die Gelenkumgebung injiziert. Auch homöopathische Organextrakte können gefahrlos zur Regeneration eingespritzt werden.
- Äußerliche Einreibungen der Gelenke mit durchblutungsfördernden pflanzlichen und homöopathischen Salben und Lösungen, die oft auch örtlich schmerzlindernde Wirkstoffe enthalten, sowie Fango- und Moorpackungen nach Verordnung.
- Heilgymnastik nach fachlicher Anleitung, um die Beweglichkeit der betroffenen Gelenke zu verbessern und die Regeneration anzuregen.

Dieses umfassende Therapiekonzept unterdrückt nicht nur Symptome, sondern kann zu dauerhafter Besserung führen, obwohl eine vollständige Regeneration kaum mehr gelingt.

In schweren Fällen, die auf diese Behandlung kaum ansprechen, kann die Einpflanzung eines *künstlichen Gelenks* als letzter Ausweg notwendig werden. Durch neue Materialien und Techniken erreicht man dabei in den letzten Jahren zunehmend bessere Ergebnisse, aber noch immer können die künstlichen Gelenke nicht voll befriedigen. Deshalb müssen sie wirklich schweren Fällen vorbehalten bleiben. Bei frühzeitiger naturheilkundlicher Behandlung sind künstliche Gelenke meist überflüssig.

Schäden der Bandscheiben

Die Degeneration der Bandscheiben, die als Puffer zwischen den Wirbeln sitzen, hat wenig mit dem natürlichen Altern zu tun, sondern beginnt häufig schon in der Jugend. Mit den Jahren nehmen die Beschwerden aber zu, und ein Bandscheibenvorfall tritt oft erst nach langjähriger Krankheit jenseits der Lebensmitte auf. Grundursachen der Bandscheibenschäden sind meist ungünstige Veranlagung mit Bindegewebsschwäche. Hinzu kommen häufig beruflich bedingte chronische Fehl- und Überbelastungen, zum Beispiel durch Haltungsfehler, und Bewegungsmangel. Vielfach spielen auch noch seelisch-nervöse Einflüsse eine Rolle, die Verspannungen der Rückenmuskulatur verursachen – dadurch wird die Degeneration der Bandscheiben begünstigt.
Bei der Bandscheibendegeneration wird der Faserring, der den elastischen Gallertkern umgibt, im Lauf der Zeit brüchig, schließlich kann er einreißen (Bandscheibenvorfall). Bevorzugt treten die Veränderungen an der Hals- und Lendenwirbelsäule, seltener an der Brustwirbelsäule auf.

Ist der Faserring brüchig, wölbt sich die Bandscheibe nur zwischendurch (oft durch bestimmte Bewegungen) vor und drückt auf das Rückenmark. Dann kommt es vorübergehend zu unterschiedlich starken **Schmerzsymptomen** – vor allem Kreuzschmerzen, Hexenschuß und Ischias bei Schäden im Bereich der Lendenwirbelsäule oder Kopf-, Nacken-, Schulter- und Armschmerzen bei einer Vorwölbung im Halswirbelsäulenbereich. Hält der degenerierte Faserring der Belastung nicht mehr stand und reißt ein, treten meist starke akute Schmerzen, teilweise auch Lähmungserscheinungen der Arme oder Beine auf, die unverzüglich chirurgisch behandelt werden müssen, ehe eine bleibende Querschnittslähmung entsteht.

Alle chronischen oder häufig wiederkehrenden Schmerzen im Nacken-Schulter-Bereich, Rücken oder Kreuz sind verdächtig auf einen Bandscheibenschaden (obwohl sie auch rein seelisch-nervös entstehen können) und erfordern baldige Untersuchung. Bei heftigen Schmerzen und Lähmungen muß der Therapeut sofort zugezogen werden.

Die **Behandlung**: Durch schmerzlindernde Medikamente können die Symptome oft rasch unterdrückt werden, aber sie kehren irgendwann zurück, weil die Ursachen nicht beseitigt werden. Deshalb sollen starke Schmerzmittel, die auch zu erheblichen Nebenwirkungen führen, nie selbständig und nicht über längere Zeit verabreicht werden.
Auch einfache *Einreibungen* mit schmerzlindernden Salben und Lösungen oder *warme Bäder* lindern die akuten Schmerzen gut, ohne die Ursachen beseitigen zu können. Diese werden vor allem durch homöopathische Mittel beeinflußt, eine vollständige Regeneration der degenerierten Bandscheibe erzielt man damit aber auch nicht, lediglich die weitere Degeneration kann aufgehalten werden.
Zusätzlich zu individuell angezeigten homöopathischen Medikamenten empfiehlt sich fast immer die *krankengymnastische Therapie*, um die Rückenmuskeln zu kräftigen und schmerzhafte Verspannungen zu lösen. Eine gut trainierte Rückenmuskulatur unterstützt die Wirbelsäule und entlastet die Bandscheiben. Auch Haltungsfehler und falsche Gewohnheitshaltungen müssen durch Training nach fachlicher Anleitung konsequent korrigiert werden. Wenn diese Behandlung frühzeitig beginnt, läßt sich ein späterer Bandscheibenvorfall meist verhüten.

Wenn bei anders nicht mehr zu beeinflussendem Krankheitsverlauf oder bei Lähmungen eine *Operation* notwendig ist, darf sie nicht auf die lange Bank geschoben werden. Dabei wird die geschädigte Bandscheibe entfernt, was zur Entlastung des Rückenmarks führt. Dank der Mikrochirurgie ist dieser Eingriff heute unter Umständen sogar ambulant möglich, aber diese Chance wird viel zu selten genutzt. Allerdings führt die Operation nur bei etwa 2/3 der Patienten zur dauernden Beschwerdefreiheit, bei den übrigen nur zur Besserung, manchmal sogar zur Verschlimmerung. Vor Rückfällen schützt auch die erfolgreiche Operation nicht, deshalb empfiehlt sich die längere Nachbehandlung durch homöopathische Medikamente und Heilgymnastik zur Vorsorge.

Altersosteoporose

Die Knochenmasse nimmt bei jedem Menschen mit dem Alter ab. Dieser normale Vorgang verursacht meist keine nennenswerten Beschwerden und bedarf auch keiner Behandlung. Von krankhafter Altersosteoporose spricht man dann, wenn der Knochenschwund bereits im 5./6. Lebensjahrzehnt ausgeprägt beginnt. Dem liegt eine Störung im Verhältnis von Knochenneubildung und Knochenabbau zugrunde, die dazu führt, daß die Abbauvorgänge überwiegen und der Knochen porös und brüchig wird.

Die Ursachen des beschleunigten Knochenabbaus sind noch nicht endgültig bekannt. Von grundlegender Bedeutung scheint es zu sein, wieviel Knochenmasse zu Beginn der Krankheit vorhanden ist; wenn der Knochen schon vorher „schwach“ ist, wirkt sich der Knochenabbau naturgemäß früher und viel stärker als bei ausreichender Knochenmasse aus. Die Grundlagen für die Osteoporose können also bereits in der Kindheit und Jugend zum Beispiel durch kalziumarme Ernährung geschaffen werden. Da Frauen ab den Wechseljahren ungleich häufiger als gleichaltrige Männer an Osteoporose erkranken, liegt der Verdacht nahe, daß die klimakterischen Veränderungen des Hormonhaushalts eine wichtige Rolle spielen; dafür spricht ferner, daß Osteoporose durch Einnahme von Östrogenen aufgehalten und die Beschwerden gelindert werden können. Diskutiert werden aber auch andere Faktoren, zum Beispiel eine Störung des Kalzium- und Knochenstoffwechsels. Außerdem scheinen Bewegungsmangel, Nikotin- und Alkoholmißbrauch die Osteoporose zu begünstigen. Vielleicht müssen mehrere Faktoren zusammentreffen, ehe es zur frühzeitigen Osteoporose kommt.

Im allgemeinen verläuft die Krankheit schleichend mit langsam zunehmenden Beschwerden, manchmal aber auch rasch fortschreitend. Anfängliche **Symptome** sind leichte bis mäßige Knochenschmerzen bei körperlicher Anstrengung, vor allem im Rücken und Kreuz, seltener im Brustkorb. Später bestehen die Schmerzen verstärkt und unabhängig von Belastungen auch beim Sitzen und Liegen. Da die Wirbel meist besonders stark vom Knochenschwund betroffen sind, treten hier in der Regel die deutlichsten Beschwerden auf. In fortgeschrittenen Fällen drohen auch Verkrümmungen der Wirbelsäule, die Bildung eines deutlich sichtbaren Buckels und Einbrüche der Wirbelkörper, die zu heftigen Schmerzen führen, aber auch symptomlos bleiben können. Die Körpergröße nimmt oft um 5–10 Zentimeter ab. Mangel an Bewegung, vor allem krankheitsbedingte längere Bettruhe, beschleunigt die Osteoporose deutlich.

Die sichere Diagnose der Erkrankung im Frühstadium ist nur durch spezielle Untersuchungen möglich, die heute noch nicht überall durchgeführt werden können. Im Röntgenbild erkennt man die Osteoporose erst, wenn etwa 30 % der Knochenmasse bereits verlorengegangen sind. Deshalb wird man auch beim bloßen Verdacht auf Osteoporose mit einer entsprechenden **Behandlung** beginnen, damit ihr Fortschreiten verzögert werden kann.

- Östrogene werden heute vermehrt, oft sogar schon vorsorglich bei Frauen ab dem Klimakterium, von der Schulmedizin verordnet. Die Wirkung steht außer Zweifel, es muß aber auch mit erheblichen Nebenwirkungen gerechnet werden. Deshalb wird diese Therapie auch erheblich kritisiert, insbesondere die unkritische vorbeugende Einnahme. Grundsätzlich sollten Östrogene nur dann gegeben werden, wenn eine homöopathische Behandlung im Einzelfall nicht genügt.
- Kalziummedikamente wirken meist nur unzureichend, weil das vermehrt zugeführte Mineral oft nicht ausreichend in die

Knochen eingebaut wird; Bewegung kann den Einbau zwar fördern, aber die Kalziumtherapie bleibt auch dann unsicher und reicht allein sicher nie aus.

- Homöopathische Heilmittel können den Kalzium- und Knochenstoffwechsel oft wieder verbessern und die Symptome lindern. Gebräuchlich sind vor allem *Calcium phosphoricum* D 3, *Calcium fluoratum* D 6, *Phosphorus* D 12, *Silicea* D 3–D 6, *Sulfur* D 4–D 6 und *Symphytum* D 6. Durch längere Anwendung läßt sich dadurch in vielen Fällen eine deutliche und anhaltende Besserung ohne Risiken erreichen. Die Auswahl der individuell richtigen Mittel erfolgt durch den Therapeuten.
- Eine spezielle Diät bei Osteoporose gibt es nicht, die Kost soll vor allem reichlich Milchprodukte enthalten, um die Zufuhr von hochwertigem *Eiweiß* und *Kalzium* sicherzustellen. Ab der Lebensmitte sollten vor allem die besonders gefährdeten Frauen ihre Ernährung entsprechend umstellen.
- Physikalisch unterstützt man die Therapie vor allem durch *warme Bäder* mit Moor- und Schwefelzusatz, Fangopackungen, Bindegewebs- und Unterwassermassagen, die vor allem die Schmerzen lindern; diese Maßnahmen müssen fachlich verordnet werden.
- Da Bewegungsmangel die Osteoporose fördert, wird ausreichend regelmäßig *Gymnastik, Sport* (vor allem Schwimmen), in ausgeprägten Fällen fachliche Krankengymnastik empfohlen. Dadurch werden auch die knochenbildenden Zellen angeregt und der Kalziumeinbau kann verbessert werden. Auch hier gilt wieder, daß man mit der Bewegungstherapie spätestens ab der Lebensmitte vorbeugend beginnen soll.

Es gibt noch weitere Naturheilverfahren zur Langzeittherapie der Osteoporose. Da sie stets vom Fachmann zu verordnen sind, muß hier nicht mehr darauf eingegangen werden.

Knochenbrüche, die mit zunehmender Osteoporose gehäuft vor allem an den Wirbeln und am Oberschenkelhals auftreten, erfordern Behandlung in der Klinik, zum Teil eine Operation mit anschließender längerer Ruhigstellung.

Oberschenkelhals- und andere Knochenbrüche

Mit der natürlichen Alterung der Knochen – erst recht natürlich bei Osteoporose – nimmt das Risiko zu, schon durch früher harmlose Unfälle einen Knochenbruch zu erleiden. Er kann jeden Knochen betreffen, im Alter jedoch bevorzugt den Oberschenkelhals, der den Oberschenkelknochen mit dem Gelenkkopf des Oberschenkels im Hüftgelenk verbindet. Das Risiko einer solchen Fraktur verdoppelt sich ab dem 60. Lebensjahr alle 5 Jahre. Der Oberschenkelhalsbruch ist deshalb besonders gefürchtet, weil er für etwa 15 % der Betroffenen tödlich endet. Begünstigt werden die Knochenbrüche im Alter oft durch eingeschränktes Sehvermögen, Störungen der Bewegungskoordination und Kreislaufstörungen mit Schwindelanfällen.

Die **Behandlung** von Knochenfrakturen findet stets in der Klinik statt. Um den alten Menschen lange Bettruhe mit Gefahr der Embolie oder Bildung von Druckgeschwüren zu ersparen, versorgt man den Bruch möglichst durch Schrauben oder Platten, die eine baldige Belastung erlauben. Beim Oberschenkelhalsbruch pflanzt man zuweilen auch gleich ein künstliches Hüftgelenk ein.
Das homöopathische Mittel *Symphytum* D 4 fördert die Verknöcherung der Bruchstelle und lindert die Schmerzen. Dieses rezeptfreie Medikament kann auch ohne Befragen des Arztes nach Gebrauchsanweisung über längere Zeit verabreicht werden.

Alterskrankheiten der Haut

Trockene, welk wirkende Haut mit vielen Runzeln und Falten, die infolge des natürlichen Alterns auftritt, stellt keine Erkrankung der Haut dar. Durch sorgfältige Pflege mit Bio-Kosmetika kann man diese Alterung, die teilweise anlagebedingt ist, zwar verzögern, aber nicht verhindern. Ob man bei stärkerer Faltenbildung eine chirurgische Straffung der Haut (Liften) vornehmen lassen will, um wieder jugendlicher zu wirken, hängt letztlich immer von der persönlichen Entscheidung ab. Falten im Gesicht müssen keineswegs als ästhetisches Problem verstanden werden; sie erzählen die Geschichte eines langen Lebens, zu dem man stehen sollte. Wer darunter so erheblich leidet, daß er eine chirurgische Veränderung erwägt, hat oft weniger eine Operation, sondern vor allem einen Psychotherapeuten nötig, um das Altern seelisch besser verkraften zu können.

Altersflecken und -warzen

Veränderungen der Hautpigmentierung und Warzen treten im Alter vermehrt auf. Grundsätzlich sind sie harmlos und erfordern keine Behandlung, können aber kosmetisch erheblich stören.

Typische Alterspigmentierungen

Als Alterspigmentierungen bezeichnet man die umgangssprachlich besser als Altersflecken bekannten Veränderungen an der Haut, die bei den meisten älteren Menschen mehr oder minder stark auftreten. Sie entstehen durch Pigmentvermehrung hauptsächlich an den Hautzonen, die lebenslang dem Licht ausgesetzt waren, also besonders im Gesicht und am Handrücken. Die braunen Flecken werden linsen- bis markstückgroß und erfordern grundsätzlich keine Behandlung, die ohnehin nur wenig Erfolg verspricht. Homöopathisch kann man manchmal durch längere Einnahme des rezeptfreien Mittels *Conium* D 4 eine Besserung erzielen.
Nicht selten bestehen neben den braunen Altersflecken noch pigmentarme weißliche Hautflecken, die ebenfalls nur schwer zu beeinflussen sind, sich gelegentlich aber von selbst zurückbilden. Versuche mit Salben, hohen Dosen Vitamin C oder der Heilpflanze Amni majus erwiesen sich auf Dauer als wenig wirksam. Homöopathisch versucht man, durch *Arsenicum album* D 30 oder gelegentliche Gabe (nicht häufiger als einmal wöchentlich) von *Thuja* D 12 oder D 30 eine Besserung zu erreichen, aber das gelingt nur manchmal, und es ist fraglich, ob eine dauernde Heilung erzielt wird. Wer die Mittel dennoch ausprobieren will, kann sie für eine bestimmte Zeit einnehmen.
Die einfachste Möglichkeit, solche Alterspigmentierungen, unter denen manche Betroffene seelisch leiden, zu verdecken, besteht

im Gebrauch abdeckender Kosmetika. Sie sollen aber nur nach Rücksprache mit dem Therapeuten verwendet werden, denn die alternde Haut verträgt solche Mittel nicht immer.

Alterspurpura

Bei vielen älteren Menschen kommt es auch zu punktförmigen bis münzgroßen Hautflecken, die zunächst rötlich, später bräunlich aussehen. Hauptsächlich tritt diese Alterspurpura am Handrücken und an der Streckseite der Unterschenkel auf. Verursacht wird sie durch kleine Blutungen in der Oberhaut.
Eine Behandlung der harmlosen Hauterscheinungen ist nicht notwendig und meist auch wenig erfolgversprechend. Man kann allenfalls durch das homöopathische Mittel *Arsenicum album* D 12 oder D 30 selbst versuchen, ob eine Veränderung eintritt, aber das ist keineswegs immer der Fall.

Alterswarzen

Warzen treten auf der alternden Haut ab der Lebensmitte vermehrt auf. Meist handelt es sich um hellbraune bis braunschwarze, rundliche oder ovale, fettige, linsen- bis bohnengroße Gebilde, die in typischen Fällen so aussehen, als wären sie auf die Haut gesteckt. Sie entstehen meist in größerer Zahl und können manchmal leicht jucken.

> Alterswarzen sind grundsätzlich gutartig, eine krebsige Entartung kommt nur selten vor. Wegen dieses geringen Risikos sollten sie aber doch beobachtet werden. Bei jeder Veränderung oder Blutung sucht man vorsorglich sofort zur Kontrolle den Therapeuten auf.

Wenn bei harmlosen Alterswarzen eine Behandlung angezeigt erscheint, sollte man zunächst homöopathisch vorgehen. Gut bewährt hat sich zum Teil die Einnahme der Mittel *Acidum nitricum* D 4 oder D 12 und/oder *Thuja* D 12 oder D 30; Thuja kann außerdem auf die Warzen getupft werden. Diese Therapie wird längere Zeit fortgeführt. Tritt dann keine Wirkung ein, kann der Hautarzt die Warzen entfernen.

Wucherungen der Haut

Nicht so häufig wie die bisher beschriebenen Veränderungen treten tumorartige Wucherungen an der Altershaut auf, hauptsächlich das Alterskeratom und die Papillomatose. Da sie Vorstufen von Hautkrebs sein können, müssen sie immer sorgfältig beobachtet, besser bald chirurgisch entfernt werden.

Alterskeratom

Keratome sind geschwulstartige, warzige Erhebungen der Haut, die durch eine Verhornungsstörung entstehen. Bevorzugt treten sie im Gesicht und auf dem Handrücken, außerdem im Nacken oder an den Ohren auf. Zunächst entstehen gerötete, etwa linsengroße Herde mit rauher, teilweise krustiger Oberfläche, die später schmutzig-gelblich bis bräunlich-schwarz und hart werden. In etwa 25 % aller Fälle entwickelt sich daraus Hautkrebs.

Der erfahrene Therapeut kann versuchen, eine homöopathische Behandlung durchzuführen, sich zunächst vielleicht auch nur darauf beschränken, das Keratom in kürzeren Abständen regelmäßig zu beobachten, um den Übergang in Hautkrebs rechtzeitig zu erkennen. Aber es ist sicherer, wenn man das Keratom frühzeitig chirurgisch entfernt, um jedes Risiko auszuschließen.

Papillomatose

Auch diese im Alter vermehrt auftretende Hautkrankheit kann eine Krebsvorstufe darstellen. Man unterscheidet die folgenden beiden Formen:

- Papillomatose der Haut mit etwa handtellergroßen, rötlichen, blumenkohlartigen Wucherungen, die bevorzugt symmetrisch an den Unterschenkeln auftreten und grundsätzlich gutartig sind; ihre Entwicklung wird durch dauernde mechanische Reizungen und Durchblutungsstörungen gefördert.

– Papillomatose in der Mundhöhle mit blumenkohlartiger, warziger, weißlicher Schleimhautwucherung, die als echte Krebsvorstufe anzusehen ist.

Für die Behandlung gilt, was beim Alterskeratom gesagt wurde. Vor allem die Papillomatose der Mundschleimhaut sollte möglichst bald chirurgisch behandelt werden, ehe sie in Krebs übergeht.

Juckreiz der alternden Haut

Wenn die Haut durch natürliche Alterung allmählich trockener und dünner wird, kommt es nicht selten zu unterschiedlich starkem Juckreiz. Davor kann man sich durch besonders sorgfältige Hautpflege recht gut schützen. Vor allem die folgenden Pflegemaßnahmen sind erforderlich:

- Schonende Hautreinigung durch überfette Seifen oder synthetische Waschmittel (Syndets), die der Haut ebenfalls Fett zuführen und den Säureschutzmantel (pH-Wert) nicht zerstören.
- Nach dem Waschen sanftes Einmassieren pflanzlicher Hautfunktionsöle (aus dem Reformhaus) in die gereinigten Hautpartien.
- Besonders sorgfältige Gesichtspflege mit Fett-Feuchtigkeits-Cremes (Tag- und Nachtcremes) speziell für die alternde Haut, und Pflege der besonders strapazierten Hände mit speziellen Handcremes.

Außerdem sorgt eine *vollwertige Kost* dafür, daß die Haut von innen her ernährt wird. Diese Maßnahmen kann man auch mit einer Kosmetikerin oder dem Fachpersonal im Reformhaus individuell auf den Hauttyp abstimmen.

Wenn der Juckreiz trotzdem auftritt, sollte der Therapeut befragt werden. Jucken kann nämlich auch als Symptom einer Krankheit auftreten, zum Beispiel bei Zuckerkrankheit, Leberleiden und arteriosklerotischen Durchblutungsstörungen. Dann hilft nur die gezielte Therapie dieser krankhaften Ursachen.

Juckreiz an den äußeren Geschlechtsteilen und in der Scheide, an dem alte Frauen nicht selten leiden, erklärt sich oft aus hormonellen Ursachen. Die genaue Diagnose, nach der sich die Behandlung richtet, muß unbedingt vom Facharzt gestellt werden, damit man keine ernstere Krankheit verschleppt. Die Homöopathie gibt in solchen Fällen oft das Mittel *Caladium seguinum* D 6 mit gutem Erfolg.

Rosazea – Knollennase

Da Rosazea der Akne ähnelt, wird sie fälschlicherweise auch als Akne rosazea bezeichnet, mit der sie aber nichts zu tun hat. Sie beginnt meist im 5. Lebensjahrzehnt durch gutartige Wucherung der Talgdrüsen im Gesicht, deren Ursachen noch weitgehend ungeklärt sind. Unter anderem kann eine (anlagebedingte?) Überfunktion der Talgdrüsen, Störung der nervösen Gefäßregulation, seltener eine Magen-Darm- oder Leberstörung zugrundeliegen. Ein Zusammenhang mit reichlichem Alkoholkonsum, der volkstümlich oft behauptet wird, besteht aber nicht.

Rosazea beginnt mit folgenden **Symptomen**: kleinen, rötlichen Flecken mit kleinen Gefäßerweiterungen und Schuppung vor allem an Stirn, Wangen und Nase. Später treten dann schubweise gerötete Knötchen und Eiterpusteln auf. In manchen Fällen – fast nur bei Männern – kommt es zur unförmigen Verdickung der Nase (Knollen-, Pfund-, Säufernase) und wulstförmiger Veränderung an den Wangen.

Die **Behandlung** richtet sich nach den Ursachen, sofern diese diagnostiziert werden können, und erfolgt immer durch den Fachmann. Die lange Zeit empfohlene gewürz- und salzarme Ernährung, das Verbot von Alkohol, Kaffee und Schwarztee haben sich in der Praxis nicht bewährt, das Krankheitsbild wird

dadurch kaum beeinflußt. Lediglich auf ausreichende Versorgung mit Ballaststoffen für regelmäßigen Stuhlgang soll geachtet werden.
Medikamentös behandelt die Schulmedizin oft durch *Antibiotika* (Tetrazykline) und *Cortison*, die wegen ihrer erheblichen Nebenwirkungen und der keineswegs sicheren Wirkung jedoch nur bedingt in hartnäckigen Fällen zu empfehlen sind. Zunächst sollte ein Versuch mit homöopathischen Mitteln (zum Beispiel *Silicea* D 12) unternommen werden. Äußerlich sind nach Verordnung Einreibungen mit *Menthol-Thymol-Spiritus* geeignet.
Die Knollennase muß meist chirurgisch abgetragen werden, eine konservative Behandlung hilft dagegen wenig.

Weißschwielenkrankheit der Schleimhäute

Diese Verhornungsstörungen kann schon in jüngeren Jahren entstehen, jenseits der Lebensmitte tritt sie aber häufiger auf und geht auch öfter in Krebs über. Sie muß immer als Krebsvorstadium verstanden werden, auch wenn es nicht unbedingt zum Krebs kommen muß. **Symptomatisch** ist die Bildung weißlicher Herde, Verdickungen und Hornauflagerungen auf der Schleimhaut, die eine Art Schwiele bilden.
Solche *Leukoplakien* in der Mundhöhle und an der Zunge entstehen hauptsächlich bei Männern. Verursacht werden sie wahrscheinlich durch chronische Reizungen vor allem durch Rauchen, scharfe Kanten kranker Zähne, vielleicht auch bei elektrogalvanischen Potentialdifferenzen infolge von Zahnplomben und -kronen aus unterschiedlichen Metallen. Bei Frauen entstehen Leukoplakien vor allem an den äußeren Geschlechtsteilen, in der Scheide und am äußeren Muttermund. Die Diagnose erfolgt oft nur zufällig bei einer zahnärztlichen Behandlung oder Untersuchung durch den Frauenarzt, weil Leukoplakien keine Beschwerden verursachen. Deshalb ist es wichtig, regelmäßig den Zahnarzt zur Kontrolluntersuchung und den Frauenarzt zur Krebsfrüherkennungsuntersuchung aufzusuchen.

Die **Behandlung**: Eine zuverlässige medikamentöse Therapie der Weißschwielenkrankheit gibt es nicht. Hochdosiertes *Vitamin A* soll vor allem Leukoplakien in der Mundhöhle und an der Zunge günstig beeinflussen können, aber sicher tritt die Wirkung nicht ein. Da Vitamin A in hoher Dosis außerdem zu erheblichen Nebenwirkungen führen kann, soll eine solche Behandlung allenfalls nach fachlicher Verordnung durchgeführt werden. Raucher müssen auf ihr Laster verzichten, denn die Gefahr krebsiger Entartung erhöht sich, wenn weiterhin geraucht wird. Kranke Zähne, die zu chronischen Reizungen führen, sind unbedingt zu sanieren.

Alle konservativen Maßnahmen können Leukoplakien nur ungenügend zurückbilden. Deshalb empfiehlt es sich meist, sie frühzeitig chirurgisch zu entfernen, um die krebsige Entartung zu vermeiden.

Alterskrankheiten der Sinnesorgane

Das natürliche Altern geht mit nachlassendem Seh- und Hörvermögen einher. Dieser nicht krankhafte Altersvorgang ist individuell unterschiedlich stark ausgeprägt; manche Menschen sehen und hören auch im hohen Alter noch relativ gut, andere bemerken bereits aber der Lebensmitte eine deutlichere Einschränkung dieser Funktionen. Außerdem treten einige Erkrankungen der Sinnesorgane mit dem Alter häufiger auf. Damit sie frühzeitig erkannt und behandelt werden können, sollte ab der Lebensmitte einmal jährlich eine Augenuntersuchung und Gehörprüfung erfolgen, auch wenn keine Beschwerden bestehen.

Erkrankungen der Augen

Sehr häufig findet man die nicht krankhafte Alterssichtigkeit, die etwa ab der Lebensmitte auftritt und durch eine Brille einfach korrigiert werden kann. Ferner kommen grauer und grüner Star als Krankheiten vermehrt vor.

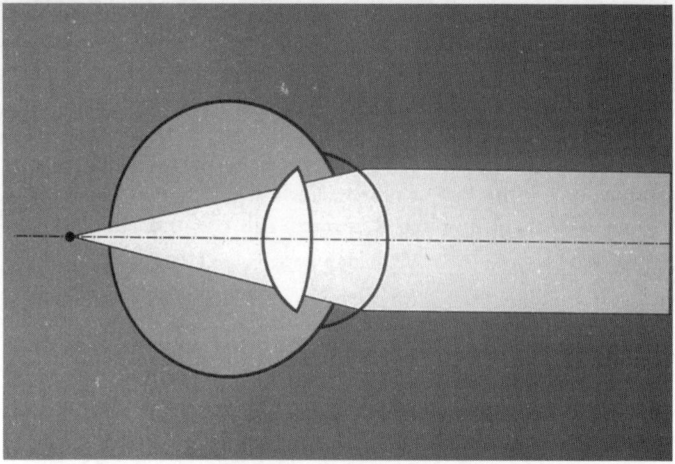

Abb. 10: *Das weitsichtige Auge*

Alterssichtigkeit

Ungefähr zwischen dem 40.–45. Lebensjahr treten altersbedingte Veränderungen an der Linse des Auges auf. Sie sind vor allem auf eine Verhärtung und Wasserverarmung des Linsenkerns zurückzuführen. Aber auch die kleinen Augen-(Ziliar-)muskeln, die durch Verformung der Linse für deren Anpassung an das jeweilige Objekt des Sehens (fern/nah) sorgen, verlieren an Elastizität und Spannkraft.
Als Folge dieser individuell unterschiedlich starken Altersvorgänge verändert sich die Brechkraft der Augen so, daß der Punkt des Nahsehens immer weiter weggerückt wird, man wird also weitsichtig und nimmt Objekte in der Nähe verschwommener wahr (siehe Abb. 10). Das kann so weit gehen, daß man nur noch deutlich lesen kann, wenn man Buch oder Zeitung mit ausgestreckten Armen hält.

Eine **Korrektur** dieser typischen Alterssichtigkeit ist mit einer Lesebrille mit konvexen (nach außen gewölbten) Gläsern einfach möglich. Sie müssen individuell angepaßt und mit fortschreitender Alterssichtigkeit immer wieder geändert werden, damit die einfallenden Lichtstrahlen genau auf die Netzhautebene treffen. Deshalb sollte man nicht auf gut Glück eine der heute preiswert angebotenen Lesebrillen ohne vorherige Untersuchung durch den Optiker oder Augenarzt verwenden.

Grauer Star

Grauer Star (Katarakt) kann aus verschiedenen Gründen in jedem Lebensalter auftreten. Der typische Altersstar entwickelt sich durch natürliche Altersvorgänge an den Linsen und führt zu deren Trübung. Anfangs wird das Sehvermögen dadurch kaum beeinträchtigt. Später kommt es jedoch zum Zerfall der Linsenfasern und zur vermehrten Wasseraufnahme, die zunächst eine Vergrößerung der Linsen bewirkt – nachfolgend nimmt das Volumen der Linsen wieder ab, und sie erschlaffen. Das Sehvermögen wird dadurch zunehmend eingeschränkt, bis in fortgeschrittenen Fällen nur noch Hell-Dunkel-Unterschiede wahrnehmbar sind. Manchmal kann sich im Verlauf der Krankheit die vorher bestehende Altersweitsichtigkeit vorübergehend so verändern, daß man wieder ohne Brille lesen kann, aber das darf nicht als Zeichen der Besserung mißverstanden werden. Im Durchschnitt beginnt der graue Star um das 60. Lebensjahr, zum Teil auch später.

Eine konservative **Behandlung** des Altersstars ist auf Dauer kaum möglich. Zwar gibt es homöopathische Mittel, die den Prozeß günstig beeinflussen – sie können jedoch nicht heilen, sondern nur die weitere Linsentrübung aufhalten. Im Frühstadium sind solche Medikamente nach Verordnung durchaus sinnvoll. Irgendwann kommt aber meist der Zeitpunkt, an dem das Sehvermögen so stark eingeschränkt ist, daß an der *Operation* kein Weg mehr vorbeiführt. Dabei entfernt man die getrübte Linse oder zertrümmert sie zunächst mit Ultraschall und saugt die Reste ab. Als Ersatz für die Linse kann eine *Kunststofflinse* eingepflanzt werden, aber auch *Kontaktlinsen* oder spezielle *Starbrillen* sind möglich. Das Sehvermögen wird durch die Operation in der Regel deutlich verbessert; manchmal wird allerdings eine Nachoperation erforderlich, um Reste der Linse zu entfernen.

Grüner Star

Beim grünen Star (Glaukom) erhöht sich der Augeninnendruck. Man unterscheidet verschiedene Formen dieser Krankheit, von denen im Rahmen dieses Buchs nur das einfache chronische Glaukom als typische Alterskrankheit wichtig ist. Grundsätzlich kann ein Glaukom in jedem Lebensalter auftreten und akut oder schleichend-chronisch verlaufen.
Dem „Altersglaukom" liegen vor allem örtliche Veränderungen am Auge durch Altersvorgänge zugrunde, die bereits ab der Lebensmitte beginnen können und den Abfluß des Kammerwassers behindern. Zunächst treten dadurch keine Beschwerden oder Sehstörungen auf, aber der Sehnerv wird durch den dauernd erhöhten Augeninnendruck zunehmend geschädigt. Erst wenn diese Schädigung schon relativ weit fortgeschritten ist, bemerkt der Patient an den Sehstörungen, daß mit den Augen etwas nicht stimmt. Rückgängig machen läßt sich die Schädigung des Sehnervs aber nicht mehr, man kann sie durch die Behandlung nur aufhalten und die Erblindung verhindern. Meist befällt das einfache chronische Glaukom beide Augen, aber nicht gleichzeitig, sondern in unterschiedlich langen Zeitabständen.

Um eine fortschreitende Schädigung des Sehnervs durch ein symptomloses chronisches Glaukom zu vermeiden, sollten ab dem 40. Lebensjahr regelmäßig einmal im Jahr die Augen fachärztlich untersucht werden.

Die übliche **Behandlung** des Glaukoms besteht in der medikamentösen Senkung des Augeninnendrucks durch Tropfen, die regelmäßig genau nach Verordnung anzuwenden sind. Die Naturmedizin erzielt zum Teil durch homöopathische Mittel, *Akupunktur* und *Neuraltherapie* eine Normalisierung des Augeninnendrucks, aber das gelingt nicht immer. Auf Dauer läßt sich eine *Operation*, bei der die Abflußsperre behoben wird, oft nicht umgehen, denn die Wirkung der Arzneimittel läßt allmählich nach. Wegen der drohenden Erblindung darf die Operation nicht unnötig verzögert werden.

Akute Glaukomanfälle, die in kurzer Zeit zur Erblindung führen, wenn nicht sofort behandelt wird, kommen im Alter seltener vor. Sie können sich durch vorübergehendes Nebelsehen und farbige Ringe um Lichtquellen ankündigen, was sofort fachärztlich geklärt werden muß. Beim akuten Anfall treten folgende Symptome an einem Auge auf:
- Starke Augen- und Stirnkopfschmerzen,
- Übelkeit, Erbrechen, Fieber, Schüttelfrost, oft auch unklare Oberbauchbeschwerden,
- gerötetes, tränendes und lichtscheues Auge mit weiter, starrer Pupille und hart tastbarem Augapfel.

Nicht selten wird ein solcher akuter Anfall durch Streß, körperliche Anstrengungen, Alkohol-, Nikotin- oder Kaffeemißbrauch ausgelöst.

Zur Klärung der Ursachen und Behandlung sucht man unverzüglich den Augenarzt auf, eine rasche Operation nach dem Abklingen des akuten Anfalls läßt sich meist nicht umgehen.

Krankheiten der Ohren

Neben dem nachlassenden Hörvermögen treten im Alter vermehrt Ohrgeräusche auf. Recht häufig ist heute auch der Hörsturz, der aber nicht zu den Alterskrankheiten im engeren Sinn gehört.

Altersschwerhörigkeit

Die Einschränkung des Hörvermögens durch natürliche Altersvorgänge beginnt zunächst unmerklich etwa im 5. Lebensjahrzehnt. Sie erklärt sich aus dem allmählichen altersbedingten Schwund der Ganglien im Innenohr, die für das Hören unentbehrlich sind.

Diese normale Innenohr-(Schallempfindungs-)schwerhörigkeit beeinträchtigt den gesamten Gehörvorgang. Hauptsächlich führt

sie dazu, daß die hohen Frequenzen nicht mehr wahrgenommen werden können. Damit kann man aber oft gut leben. Erst eine stärkere Einschränkung des Hörvermögens, die im Lauf der Zeit entstehen kann und die Orientierung in der Umwelt und soziale Kontakte zunehmend behindert, macht ein *Hörgerät* erforderlich. Diese Hörhilfen sind heute so klein, daß sie unauffällig im Bügel einer Brille hinter dem Ohr oder im Gehörgang getragen werden können. Man soll darauf nicht aus falscher Eitelkeit verzichten, wenn es notwendig ist.
Versuchsweise können auch homöopathische Medikamente verordnet werden, um das Gehör wieder zu verbessern. Wunder darf man davon aber nicht erwarten, denn der Schwund der Ganglien läßt sich grundsätzlich nicht mehr rückgängig machen, sondern allenfalls aufhalten.

Hörsturz

Ein Hörsturz tritt plötzlich und meist einseitig mit deutlicher Verminderung des Hörvermögens bis hin zur völligen Taubheit auf. Er kann auch bei jüngeren Menschen entstehen, im Alter jedoch häufiger.
Die Ursachen dieser heute vermehrt vorkommenden Krankheit sind noch nicht genau bekannt, für die verschiedenen Theorien gibt es keine eindeutigen Beweise. Man vermutet, daß arterielle Durchblutungsstörungen im Innenohr infolge einer Verkrampfung oder Embolie eine Rolle spielen. Eine Beziehung zu Arterienverkalkung oder Streß ist möglich (seelisch-nervöse Einflüsse scheinen oft im Vordergrund zu stehen). Außerdem diskutiert man Infektionskrankheiten, Erkrankungen der Halswirbelsäule, Schädelverletzungen, Lärmeinwirkung oder Nebenwirkungen bestimmter Arzneimittel.

Die gezielte **Behandlung** wird durch die oft nicht genau feststellbaren Ursachen erschwert. Im allgemeinen behandelt man durch strenge *Bettruhe* (oft Klinikeinweisung), *gefäßerweiternde Arzneimittel* zur Durchblutungsförderung, Nerven-(Stellatum-)blockade durch *örtliche Betäubungsmittel, Vitamine*, teilweise auch *Antibiotika* oder *Cortison*. Die Wirksamkeit dieser üblichen Behandlung, die oft zu Nebenwirkungen führt, ist mittlerweile aber auch unter Fachleuten umstritten. Es scheint sogar, daß auch *ohne* Therapie ebenso häufig eine Besserung oder völlige Heilung eintritt. Aber darauf kann man sich nicht verlassen, sondern sollte sofort den Therapeuten aufsuchen. Der Naturmediziner wird vor allem homöopathische Medikamente verordnen, die gut helfen können, ohne daß Nebenwirkungen drohen.

Ohrensausen – andere Ohrgeräusche

Ständiges Brummen, Sausen, Klingen, Pfeifen, Zischen und ähnliche Geräusche in den Ohren, denen keine äußeren Ursachen zugrundeliegen, können für die Betroffenen im Lauf der Zeit zur Qual werden. Es handelt sich dabei um keine typische Krankheit des Alters, aber sie tritt ab der Lebensmitte häufiger auf.
Die Ursachen müssen je nach Einzelfall vom Hausarzt oder Facharzt geklärt werden. In Frage kommen vor allem Krankheiten des Mittel- oder Innenohrs, ein harmloser Ohrschmalzpfropf, der den Gehörgang verlegt, Altersveränderungen an den Ohren, Durchblutungsstörungen vor allem bei Arteriosklerose, Bluthochdruck oder -unterdruck, manchmal auch Streß, Alkohol-, Nikotinmißbrauch oder Nebenwirkungen von Arzneimitteln (zum Beispiel Chinin, Salizylsäure).

Die **Behandlung** der chronisch-quälenden Ohrgeräusche, die auch den Schlaf erheblich behindern, fällt meist schwer und ist nicht immer erfolgreich. Wenn kein Grundleiden diagnostiziert werden kann, kommen vor allem milde pflanzliche Beruhigungsmittel (wie *Baldrian, Hopfen*), *Vitamin* B_6 und *Vitamin C* oder individuell zu verordnende homöopathische Mittel in Frage. Ferner muß auf einen *geregelten Tagesablauf* ohne Überforderung geachtet, auf Alkohol, Nikotin und nicht unbedingt notwendige Arzneimittel verzichtet werden.
Zeigen die Maßnahmen keine Ergebnisse, bleibt dem Patienten leider nur die Möglichkeit, damit leben zu lernen. Das ist leichter gesagt als getan, denn die ständigen Geräusche im Ohr können zur Verzweiflung treiben – für Nicht-Betroffene oft nur schwer nachvollziehbar. Da solche therapieresistenten Fälle immer häufiger vorkommen, entwickelte man inzwischen an der Kölner Universitätsklinik den *Tinnitus-Masker*, eine Art Hör-

gerät, das man im Ohr trägt. Es strahlt angenehme Töne aus, die dazu führen, daß die Ohrgeräusche überspielt und kaum noch wahrgenommen werden – eine entscheidende Erleichterung für die Patienten. Das Gerät wird stets vom Therapeuten verordnet, wenn es keine Alternativen zur Behandlung mehr gibt.
Empfehlenswert ist es außerdem, sich an die Deutsche Tinnitus-Liga, Erbschlöer Straße 22, 42369 Wuppertal, zu wenden, die als Laien-Selbsthilfeorganisation den Betroffenen mit gutem Rat helfen kann.

Seelisch-geistige Alterskrankheiten

Das Bild vom alten Menschen wird in den westlichen Industriegesellschaften immer noch von der Vorstellung geprägt, daß er nicht nur körperlich krank wird, sondern auch seelisch-geistig immer mehr abbaut. Allzuoft entspricht die Realität tatsächlich diesen Vorurteilen der jüngeren Generation. Aber das muß nicht am Alter liegen, sondern ist häufig die Folge des Umgangs mit den alten Menschen. Wenn sie nicht mehr gefordert und gebraucht werden, nicht mehr am Leben der Jüngeren teilnehmen, bauen sie zwangsläufig ab; nur wenigen gelingt es, sich diesen negativen Erwartungen aus eigener Kraft zu widersetzen. So erging es auch dem Patienten im folgenden Fall.

Fall 5

„Ich weiß nicht, wozu ich eigentlich noch auf der Welt bin", sagte mir Herr P. bei der ersten Konsultation. „Im Betrieb, wo ich über 20 Jahre lang in leitender Stellung gearbeitet habe, grenzt man mich immer mehr aus. Alle wichtigen Vorgänge laufen heute an mir vorbei, man fragt mich einfach nicht mehr. Und meine Frau und die Kinder behaupten hinter vorgehaltener Hand auch schon, daß ich ziemlich tatterig und vergeßlich geworden bin."
Es verwundert nicht, wenn sich der 58jährige Mann, der körperlich noch völlig gesund war, immer mehr in sich zurückzog, depressiv und gereizt wurde. Aber was seine Familie und die Kollegen als altersbedingten Abbau der Persönlichkeit mißver-

standen, war im Grunde nur die Reaktion auf sein Gefühl, nicht mehr gebraucht zu werden. „Wozu soll ich mich denn noch anstrengen, wenn ich ohnehin schon abgeschrieben bin", bemerkte er. Immer mehr konzentrierte er sich darauf, möglichst früh in Rente zu gehen, aber für die Zeit danach konnte er keine positiven Vorstellungen entwickeln. So war zu befürchten, daß er nach der vorzeitigen Pensionierung, die ihm keineswegs erstrebenswert, sondern nur als einziger Ausweg aus seinem Dilemma erschien, noch rascher und stärker abbauen und vielleicht frühzeitig einer Krankheit erliegen würde.
Um ihn aus seiner depressiven Selbstaufgabe zu befreien, verordnete ich ein homöopathisches Medikament, das bald die erste Wirkung zeigte. Nun gingen wir daran, in einer längeren Gesprächstherapie einen Ausweg aus der unerträglich gewordenen Situation zu finden, die alle Aktivitäten von Herrn P. lähmte. Er fand die ihm gemäße Lösung, indem er nach gründlicher Überlegung seinen langjährigen Arbeitsplatz aufgab und sich eine freiberufliche Existenz als Personal- und Unternehmensberater aufbaute. Heute, nach 6 Jahren, floriert diese Beratungspraxis ausgezeichnet und macht Herrn P. so viel Spaß, daß er nicht daran denkt, sich mit 65 zur Ruhe zu setzen. Von seiner Frau hat er sich übrigens getrennt – aber nicht wie manche Männer in der Lebensmitte, um sich einer jüngeren Partnerin zuzuwenden, sondern weil sie ihm ständig vor Augen führte, daß er für das Wagnis eines neuen Berufs viel zu alt sei. Diese negative Programmierung ertrug er schließlich nicht mehr länger. Er ist mit einer ungefähr gleichaltrigen, ebenfalls aktiv gebliebenen Frau eine neue Partnerbeziehung eingegangen.

Sicherlich kann man diesen Fall nicht verallgemeinern. Viele ältere Menschen haben nicht wie Herr P. die Möglichkeit, sich eine neue Existenz aufzubauen und daran zu wachsen. Es war sein ganz persönlicher Ausweg aus der mißlichen Situation, in der er sich mit 58 Jahren befand. Er kann und soll nicht mehr veranschaulichen, als daß man auch in diesem Alter noch den Mut zu einem Risiko eingehen kann, um das weitere Leben günstig zu gestalten, und sich von niemandem abschieben und ausgrenzen lassen muß. Sieht man von den tragischen Fällen ab, in denen eine schwere seelisch-geistige Störung (siehe Seite 141ff.) einen solchen Wandel des Lebens verhindert, hat grundsätzlich jeder alte Mensch die Chance, noch Pläne für seine Zukunft zu entwickeln und zu realisieren. Ob das wie bei Herrn P. im Beruf geschieht oder auf einer anderen, privaten Ebene, spielt dabei keine Rolle, wenn es ein den individuellen Verhältnissen angemessener Weg ist.

Abbau der psychisch-geistigen Funktionen

Die Zahl der alten Menschen, die der verbreiteten Vorstellung vom seelisch-geistigen Abbau im Alter durch ihr Beispiel widersprechen, nimmt seit einiger Zeit zu. Die „grauen Panther" unter ihrer rührigen Vorsitzenden Trude Unruh sind nur ein Beispiel dafür, daß man sich gegen solche negativen Erwartungen der Jüngeren, die oft auch noch von Ärzten, Behörden und anderen Institutionen gefördert werden, erfolgreich zur Wehr setzen kann. Um es noch einmal in aller Deutlichkeit festzuhalten:

Altern muß keinesfalls zwangsläufig mit nachlassender geistiger Leistungsfähigkeit, Inaktivität, Veränderungen der Persönlichkeit und Depressionen einhergehen. Durch Erfahrung und Reifung der Persönlichkeit kann der gesunde alte Mensch bis ans Lebensende geistig aktiv und lebensfroh bleiben, wenn er sich nicht aufs Abstellgleis schieben läßt.

Bei den folgenden Symptomen des seelisch-geistigen Alterns handelt es sich zum Teil um die Folgen natürlicher Altersvorgänge, die meist gut kompensiert werden können, teils um krankhafte Beschwerden, die vor allem bei Arteriosklerose der Hirngefäße und Abbau des Gehirns eintreten.

Geistige Leistungsschwäche

Ebenso wie die körperliche Leistungsfähigkeit nimmt auch das geistige Leistungsvermögen im höheren Alter in unterschiedlichem Umfang ab. Das äußert sich vor allem in rascher geistiger Ermüdung und verlängerter Reaktionszeit. Ausgeglichen wird das häufig durch mehr Erfahrung und Routine bei der Arbeit. Insgesamt muß sich das geistige Leistungsvermögen im Alter also nicht nennenswert verschlechtern, sofern keine krankhafte ausgeprägte Altersdemenz (siehe Seite 138f.) eintritt.
Wichtig ist vor allem, daß alte Menschen sich nicht überfordern und der früher eintretenden geistigen Ermüdung durch rechtzeitige, ausreichend lange Erholungspausen Rechnung tragen. Darauf nimmt man im Arbeitsleben heute allerdings kaum Rücksicht, sondern schickt leistungsfähige Menschen, die auf Grund ihrer langjährigen Erfahrung dem Betrieb wertvolle Dienste leisten könnten, unnötig früh in Pension. Dabei wäre es für alle Beteiligten wesentlich sinnvoller, den älteren Mitarbeitern eine Arbeitszeitregelung anzubieten, die Überforderung vermeidet, zum Beispiel das schon diskutierte, aber noch nicht allgemein praktizierte allmähliche Aussteigen aus dem Beruf mit zunehmend kürzerer Arbeitszeit, das über die starre Pensionierungsgrenze hinausgehen kann. Wer daran interessiert ist, sollte versuchen, mit der Betriebsleitung eine Einzelregelung auszuhandeln, die den persönlichen und betrieblichen Bedürfnissen gerecht wird.

Unabhängig vom Beruf müssen alte Menschen ständig an ihrer geistigen Fitneß arbeiten, das hält die nachlassende Leistungsfähigkeit lange auf. Dazu gibt es zahlreiche Möglichkeiten, die von den persönlichen Interessen abhängen, zum Beispiel:

- Ständige Information über das, was in der Welt vorgeht. Dabei darf man es aber nicht bei der bloßen Informationsaufnahme belassen, sondern muß alles Wesentliche und Interessante verarbeiten, Stellung dazu beziehen und sich eine eigene Meinung bilden.
- Durch einen regen Gedankenaustausch mit anderen Menschen möglichst verschiedener Altersgruppen hält man sich geistig beweglich und fördert die Toleranz, die mit zunehmendem Alter oft nachläßt. Außerdem verhindert man dadurch

die soziale Isolierung. Man kann auch Gesprächskreise gründen oder sich in einer Partei oder ähnlichen Institution engagieren.

- Pflege geistiger Interessen, die früher über dem Streß des Berufsalltags vernachlässigt wurden; das kann bis zur Aufnahme eines Studiums als Gasthörer oder ordentlicher Student an einer Universität gehen. Aber auch die Weiterbildung an der Volkshochschule oder Fernschule und durch Fachliteratur zu interessierenden Themen erfüllt diesen Zweck.
- Kreuzworträtsel und Denksportaufgaben sind ebenfalls eine Möglichkeit, geistig beweglich zu bleiben. Dabei werden nicht nur das Gedächtnis, sondern auch die Kombinationsfähigkeiten gefordert.*

Mancher, der mit 60 Jahren geistig schon recht vergreist, wenig belastbar und starr wirkte, wird durch solche Aktivitäten nach der Pensionierung wieder erstaunlich geistig frisch und beweglich. Je früher man mit diesem regelmäßigen „Gehirnjogging" beginnt, desto günstiger fallen die Ergebnisse meist aus.

Zusätzlich läßt sich die geistige Leistungsfähigkeit durch therapeutische Maßnahmen erhalten und verbessern, die bei Altersschwäche genannt wurden (siehe Seite 32). Neben *richtiger Ernährung* und ausreichend *Bewegung* hilft vor allem die *Ginsengwurzel* oft gut und dauerhaft. Krankhafte Ursachen wie Arteriosklerose erfordern gezielte fachliche Behandlung.

Gedächtnisstörungen

Zunehmende Vergeßlichkeit gehört oft zu den ersten Anzeichen der altersbedingten geistigen Leistungsschwäche. Sie beginnt nicht selten schon in der Lebensmitte. Viele der Betroffenen klagen außerdem über Konzentrationsschwäche und rasche geistige Ermüdbarkeit. Typisch für diese „normalen" Gedächtnisstörungen im Alter ist meist, daß längst zurückliegende Ereignisse oft erstaunlich gut erinnert und in erster Linie die Ereignisse der letzten Zeit rasch vergessen werden. In krankhaften schweren Fällen

* Ein bei Senioren beliebtes Trainingsprogramm finden Sie in dem Buch „Verflixt, das darf ich nicht vergessen! Gutes Gedächtnis bis ins hohe Alter", erschienen im Humboldt-Taschenbuchverlag (ht 935).

vergessen die Patienten sogar das Datum, ihre Adresse und den eigenen Namen.
Häufig stehen die Gedächtnisstörungen mit Arteriosklerose der Hirngefäße in Beziehung. Dann hilft die bei dieser Erkrankung schon beschriebene Therapie (siehe Seite 39f.). In einfachen Fällen, die lediglich auf das natürliche Altern zurückzuführen sind, empfehlen sich die Maßnahmen gegen geistige Leistungsschwäche (siehe Seite 131f.). Neben dem dort beschriebenen „Gehirnjogging" sollen vor allem noch Übungen speziell für das Gedächtnis durchgeführt werden, das, laufend trainiert, in der Regel bis ins hohe Alter kaum nachläßt. Dazu bieten heute schon viele Volkshochschulen entsprechende Kurse an. Aber auch mit einschlägigen Büchern* kann man ein Gedächtnistraining durchführen. Das dauert täglich nur wenige Minuten, erspart aber viel Zeit, die man zum Beispiel mit der Suche nach dem Schlüssel oder Geldbeutel vergeudet.
Ein gutes Gedächtnis erspart nicht nur viel Zeit und Ärger, sondern bildet auch eine der Grundlagen für die geistige Leistungsfähigkeit. Wie soll man auch die zahlreichen Erfahrungen, die man im Lauf des Lebens sammelt, im Alter nutzen, wie sich geistig trainieren und ständig lernen, wenn man sich an nichts mehr erinnern kann? So betrachtet wird das Gedächtnistraining sogar zu einer wichtigen Voraussetzung für ein aktives Alter.

Nachlassende Antriebskräfte

Rasche Ermüdbarkeit und allgemeine Leistungsschwäche führen im Alter auch zum verminderten Antrieb. Hinzu kommen oft noch depressive Verstimmungen, an denen viele alte Menschen leiden. Außerdem steht nicht selten die negative Vorstellung dahinter, daß es ja doch keinen Zweck mehr hat, sich für etwas zu engagieren und Pläne für die Zukunft zu schmieden, da man nicht weiß, ob man sie überhaupt noch realisieren kann. Und nicht zuletzt kann auch ein Milieu, das den alten Menschen entmutigt, ihn nicht mehr braucht und ihm nichts mehr zutraut, erheblichen Anteil an der Antriebsschwäche haben.

* Dazu empfehlen wir das Humboldt-Taschenbuch ht 313 „Gedächtnis- und Konzentrationstraining" mit zahlreichen Übungen und Tests zum Selbststudium von Günther Beyer.

Zu den krankhaften Ursachen einer ausgeprägten Antriebsschwäche gehört vor allem wieder die Arteriosklerose der Hirngefäße. Ferner können körperliche und seelisch-geistige Krankheiten die Antriebskräfte lähmen. Dagegen wird der Therapeut die notwendige Behandlung verordnen.

Aufputschmittel zur Aktivierung sind immer der falsche Weg. Sie können zwar vorübergehend anregen, aber sobald ihre Wirkung nachläßt, kehrt der alte Zustand zurück, wenn man nicht gleich wieder ein solches Mittel verwendet. Das gilt nicht nur für aufputschende Arzneimittel, sondern auch für Koffein. Darauf müssen gesunde alte Menschen zwar nicht strikt verzichten, aber sie sollten es nicht in zu großen Mengen als Anregungsmittel mißbrauchen. Besser eignet sich die *Ginsengwurzel*, die mild und nachhaltig die Leistungsfähigkeit steigert. Auch *Rosmarin* hat sich zu diesem Zweck oft gut bewährt, vor allem bei Hirndurchblutungsstörungen und niedrigem Blutdruck.

Außerdem ist es unbedingt notwendig, sich von negativen Vorstellungen zu befreien, die jegliche Aktivität lähmen. Natürlich trifft es zu, daß man im Alter nicht mehr darauf hoffen kann, alle Pläne zu verwirklichen. Aber das ist kein Grund, die Hände in den Schoß zu legen und überhaupt nichts mehr in Angriff zu nehmen. Solange der Mensch lebt, hat er Wünsche, Hoffnungen und Ziele, die – unabhängig vom Alter – längst nicht alle zu realisieren sind. Die Möglichkeit des Scheiterns steckt also in allen Plänen – und trotzdem nehmen wir immer wieder neue in Angriff, setzen uns immer wieder neue Ziele, im Alter mehr die kleinen, rasch zu verwirklichenden Ziele.

Und es gehört auch zur Freiheit des Alters, weniger an den praktischen Nutzen und Erfolg zu denken, der Weg wird zum Ziel. Wenn man mit dieser Grundeinstellung an neue Ziele und Aufgaben herangeht und sich gegen die Versuche der Mitwelt wehrt, alte Menschen auf das Abstellgleis des Lebens zu schieben, wird sich die nicht krankheitsbedingte Schwächung der Antriebskräfte meist deutlich bessern.

Gefühls- und Stimmungsschwankungen

Launische, überempfindliche, weinerliche, mal gereizte, mal tief deprimierte Menschen, die ihrer Umwelt das Leben schwer machen, gibt es in jeder Altersgruppe. Im Alter stehen solche psychischen Störungen besonders oft mit hirnorganischen Veränderungen durch Arteriosklerose in Beziehung. Nicht selten kommen aber noch ungünstige äußere Lebensumstände hinzu, die den alten Menschen chronisch frustrieren, unzufrieden und unglücklich machen.

Häufig ahnen die alten Menschen nicht, wie stark ihre Launen und Gefühlsschwankungen die Mitwelt belasten. Einfach schweigend tolerieren lassen sich ihre Verhaltensweisen aber meist nicht. Wenn die Angehörigen erheblich darunter leiden, werden sie vielleicht selbst krank dadurch. Deshalb muß ein klärendes Gespräch erfolgen, sehr behutsam und ohne Vorwürfe, um eine weitere Verhärtung der Verhältnisse zu verhindern. Oft empfiehlt es sich, vorher mit dem Therapeuten des alten Menschen zu sprechen, um gemeinsam einen Ausweg zu finden, der allen Beteiligten einigermaßen gerecht wird. Er kann auch eine gezielte Behandlung einer zugrundeliegenden Arteriosklerose einleiten, was oft zur Änderung des Verhaltens beiträgt. Außerdem können homöopathische Psychopharmaka allmählich zur Besserung des seelischen Zustands führen. Chemische Psychopharmaka hingegen, die oft verordnet werden, um alte Menschen ruhigzustellen, haben sich nicht gut bewährt. Die ohnehin schon mangelhafte Hirndurchblutung wird dadurch weiter verschlechtert, es kann zu paradoxen, dem Behandlungsziel entgegengesetzten Reaktionen kommen.

Hilfreich ist es überdies, die psychosozialen Lebensbedingungen des alten Menschen zu verbessern, ihm zum Beispiel Aufgaben zu übertragen und mehr Aktivitäten zu ermöglichen. Das baut Unzufriedenheit und chronischen Frust ab und führt oft zur Verhaltensänderung, wie folgender Fall aus meiner Praxis demonstriert.

Fall 6

„Das Zusammenleben mit unserer Oma wird immer schwieriger", klagte mir Frau D., die durch die ständigen Probleme zum Nervenbündel geworden war. „Mal liegt sie den ganzen Tag nur herum und gibt mir das Gefühl, daß ich ihr etwas angetan habe, dann weint und klagt sie ständig grundlos, und zwischendurch kann sie wieder so nett und aufgeschlossen zu uns sein. Diesen Wechselbädern sind wir alle nicht mehr gewachsen. Mein Mann verlangt, daß sie in ein Heim gebracht wird, aber das bringe ich einfach nicht fertig."

Da Frau D. durch diese Probleme psychosomatisch krank geworden war, nützte es wenig, ihr ein Beruhigungsmittel zu verordnen. Deshalb suchte ich die Familie zu Hause auf und ließ sie unter meiner Gesprächsleitung endlich wieder einmal offen und ohne gegenseitige Schuldzuweisungen über ihre Situation sprechen. Dabei stellte sich heraus, daß die Mutter von Frau D., eine trotz mäßiger Arteriosklerose noch rüstige Frau, sehr darunter litt, einfach den ganzen Tag tatenlos herumzusitzen. Frau D. nahm ihr alles ab und behandelte sie wie ein unmündiges Kind.

Nachdem sich das Verhältnis in der Familie durch dieses Gespräch etwas entspannt hatte und eine homöopathische Behandlung der alten Frau deren arteriosklerotische Beschwerden besserte, fand sich in einem weiteren Gespräch ein überraschender Ausweg: Die Oma zog aus dem Haus ihrer Tochter in eine Eigentumswohnung um und nahm eine alte Freundin bei sich auf. Heute führen die beiden alten Leute ein zufriedenes Leben, gehen vor allem viel auf Reisen, solange ihre Gesundheit das noch zuläßt. Zu ihrer Tochter und deren Familie hat die Oma jetzt ein viel besseres Verhältnis.

Auch das ist natürlich keine Patentlösung, die jeden ähnlichen Fall bereinigen könnte. Es zeigt sich daran aber einmal mehr, wie positiv sich eine Veränderung ungünstiger Lebensbedingungen, insbesondere die Übernahme von mehr Eigenverantwortung, auf einen alten Menschen auswirken kann. Das hilft oft besser als alle Arzneimittel.

Angehörige, die mit einem alten Menschen zusammenleben oder ihn ständig betreuen, sollten alles daransetzen, ihm seine Unabhängigkeit so weit wie möglich zu erhalten, ihn zu eigenen Aktivitäten anzuregen, die Frustrationen erst gar nicht aufkommen lassen. Ein erfahrener Naturmediziner kann das bei Bedarf durch entsprechende Heilmittel unterstützen, die vor allem die Hirndurchblutung anregen.

Veränderungen der Persönlichkeit

Neben Gefühls- und Stimmungsschwankungen treten im höheren Alter oft noch weitere Veränderungen der Persönlichkeit auf, die für die Umwelt eine erhebliche Belastung darstellen können. Besonders oft kommt es zu grundlosem Mißtrauen auch gegen nahestehende Menschen, Ungerechtigkeit, Intoleranz, Starrsinn, oft auch zu ausgeprägtem Geiz.

Alle diese Verhaltensweisen können in jüngeren Jahren bereits vorhanden gewesen sein, kamen durch gute soziale Anpassung aber oft nicht so deutlich zum Vorschein. Im Alter treten sie vor allem wegen der Arteriosklerose der Hirngefäße stärker hervor. Aber auch hier gilt wieder, daß in vielen Fällen noch ungünstige Lebensumstände hinzukommen, ehe das Verhalten für alle Beteiligten zum Problem wird.

Die Freiheit des Alters beinhaltet das Recht des alten Menschen auf einige „Schrullen“ und „Marotten“, die von der Mitwelt toleriert werden müssen. Erst wenn sich die Persönlichkeit derart verändert, daß die anderen unter dem Verhalten leiden, verletzt und vielleicht selbst krank werden, besteht Handlungsbedarf. Gespräche mit dem alten Menschen können weiterhelfen, aber oft ist dessen Einsicht eingeschränkt und eine Änderung seines Verhaltens nicht mehr im notwendigen Maße möglich. Dann ist die Kunst des Therapeuten gefordert, der durch eine individuelle homöopathische Therapie und andere Behandlungsmaßnahmen im Lauf der Zeit doch noch eine Besserung erreichen kann. Die frühere Persönlichkeit läßt sich dadurch zwar kaum mehr herstellen, häufig gelingt es aber doch, dem alten Menschen wieder eine bessere Anpassung an die berechtigten Bedürfnisse seiner Mitwelt zu ermöglichen. Dann können alle Beteiligten konfliktfreier miteinander umgehen.

Die Einweisung ins Alters- oder Pflegeheim sollte als allerletzte Konsequenz nur ins Auge gefaßt werden, wenn anders keine Lösung mehr erreichbar ist. Natürlich haben jüngere Angehörige nicht die Pflicht, ihr Leben durch den alten Menschen zerstören zu lassen, sich bis zur Selbstaufgabe für ihn aufzuopfern. Aber sie sollten es sich auch nicht zu leicht mit einer Entscheidung für das Heim machen, wie es heute oft der Fall ist.

Ausgeprägte Altersdemenz

Wenn der seelisch-geistige Abbau im Alter besonders stark und schnell auftritt, spricht man von der senilen Demenz („Verblödung"). Sie beginnt mit den in den vorangegangenen Kapiteln beschriebenen **Anzeichen**, insbesondere zunehmender geistiger Leistungsschwäche, abnormer Ermüdbarkeit, Antriebs-, Gefühlsstörungen und Persönlichkeitsveränderungen, außerdem oft Depressionen und Ängste. Später trefen Orientierungsverlust, Verwirrtheit, teilweise auch Wahnzustände auf.
Altersdemenz erklärt sich hauptsächlich aus schwerer Arteriosklerose der Hirngefäße, die oft auch zu Schlaganfällen (siehe Seite 43ff.) mit bleibenden Hirndefekten führt. Ferner kann es dazu bei der Alzheimerschen und bei der Pickschen Krankheit (siehe Seite 141ff./145f.) kommen.

Gelegentliche Verwirrtheitszustände alter Menschen müssen aber nicht unbedingt auf Altersdemenz zurückzuführen sein. Auch die Störung der Wärmeregulation im Alter kann schon bei geringer Kälteeinwirkung dazu führen, außerdem zu geringe Flüssigkeitszufuhr, die bei alten Menschen oft ein Problem darstellt. Diese einfach zu behebenden Ursachen werden erfahrungsgemäß oft nicht erkannt und Fehldiagnosen gestellt.

Die **Behandlung** der Altersdemenz ist langwierig und wenig erfolgversprechend, denn bestehende Hirnschäden lassen sich kaum mehr bessern. Homöopathische Medikamente versprechen im Einzelfall noch den besten Erfolg, aber die Betroffenen bleiben meist für den Rest des Lebens pflegebedürftig. Ob sie deshalb ins Pflegeheim eingewiesen werden müssen, hängt von ihren familiären Verhältnissen ab. Wenn Angehörige bereit und in der Lage sind, die Pflege zu übernehmen, spricht meist nichts dagegen, daß die alten Menschen zu Hause in der familiären Geborgenheit verbleiben; das kann für ihr psychisches Befinden sehr wichtig sein, denn auch ein geistig-seelisch schwer gestörter Mensch nimmt noch Zuwendung und Fürsorge wahr. Aber das läßt sich nicht immer verwirklichen. Die im Einzelfall richtige Lösung muß auch den Bedürfnissen der Angehörigen Rechnung tragen, die durch eine Langzeitpflege hoffnungslos überfordert werden können.

Wenn Angehörige die Pflege übernehmen, sollten sie sich unbedingt durch einen Kurs in häuslicher Krankenpflege darauf vorbereiten, zum Beispiel bei einer karitativen Organisation. Die heute überall vorhandenen Sozialstationen mit ausgebildetem Pflegepersonal können die häusliche Pflege wesentlich erleichtern und sollten deshalb unbedingt zugezogen werden.

Häufige Depressionen im Alter

Depressionen sind heute in jedem Lebensalter verbreitet, besonders häufig treten sie aber bei älteren Menschen auf. Die Arteriosklerose der Hirngefäße spielt dabei ursächlich meist nicht die herausragende Rolle, wie oft angenommen wird. Zwar besteht sie bei fast allen depressiven älteren Patienten, aber die Alters-Depression erklärt sich in der Regel nicht allein daraus, sondern aus verschiedenen Faktoren.

Eine Grundlage bilden oft die spürbaren Alterserscheinungen und die veränderten Lebensumstände vor allem nach der Pensionierung, mit denen alte Menschen sich häufig nicht abfinden können. Hinzu kommen die unausbleiblichen Verluste durch den Tod nahestehender Menschen oder des Lebenspartners (über 85 % der Witwen entwickeln nach dem Tod des Mannes Depressionen), zunehmende Kontaktschwäche und soziale Isolierung, Angst vor Alterskrankheiten und dem Sterben. Teilweise stehen Depressionen auch mit der Einnahme chemischer Arzneimittel in Beziehung, die wegen Erkrankungen oft lange Zeit verabreicht werden müssen. Die genauen Ursachen lassen sich nur im Einzelfall durch sorgfältige, geduldige Diagnose feststellen.

Typische **Anzeichen** einer Depression sind Schwermut, Niedergeschlagenheit, Pessimismus, Resignation, Hoffnungslosigkeit, Angst, Verzweiflung und Selbstmordgedanken, häufig auch chronische Schlafstörungen, Erschöpfung, innere Unruhe und Spannungen. Lebensfreude und Antriebskräfte werden schwer beeinträchtigt. Es gibt aber auch Altersdepressionen, die in manische Zustände mit Erregtheit, Enthemmung und Verschwendungssucht umschlagen. Zum Teil stehen auch körperliche Symptome im Vordergrund und überlagern die Depression, so daß sie oft lange nicht erkannt wird; dazu gehören vor allem unklare Herz-Kreislauf- und Magen-Darm-Beschwerden, für die man keine „echte“ Erkrankung als Ursache nachweisen kann.

Aus eigener Kraft finden depressive alte Menschen kaum aus ihrem Zustand heraus. Das gut gemeinte Zureden der Mitwelt hilft ihnen auch nichts, sie können die Ratschläge und Aufforderungen beim besten Willen nicht befolgen und entwickeln deshalb zum Teil erhebliche Schuldgefühle. Deshalb gehört jeder depressive alte Mensch in fachliche Behandlung, bei Depressionen und hohem Selbstmordrisiko auch in eine Klinik.

Die **Behandlung**: Chemische Psychopharmaka sind bei Alters-Depressionen nur bedingt geeignet, sie können zu erheblichen Nebenwirkungen und paradoxen Reaktionen führen. Unter den pflanzlichen Medikamenten ist vor allem das *Johanniskraut* her-

vorzuheben, das leichte bis mittelschwere Depressionen meist bald gut beeinflußt. Homöopathische Mittel müssen individuell verordnet werden. Zusätzlich sind oft Naturheilmittel zur besseren Hirndurchblutung und Linderung arteriosklerotischer Beschwerden notwendig, teilweise kommt auch *Psychotherapie* in Frage.
Solange depressive Phasen anhalten, können die Angehörigen den Patienten wenig helfen. In erster Linie sollten sie ihnen Zuwendung entgegenbringen und sie unaufdringlich beobachten, um Selbstmordversuche zu verhüten. Nach Besserung tragen die Angehörigen dann dazu bei, daß der alte Mensch wieder aktiver wird, seine Zukunftsmöglichkeiten erkennt und nutzt, um das weitere Leben positiver zu gestalten. Dabei kann eine psychotherapeutische Beratung helfen, denn es gibt keine pauschalen, sondern nur individuell angemessene Lösungen. Insbesondere die Ermutigung des alten Menschen zu solchen Aktivitäten und die Vermeidung seiner sozialen Isolierung durch die Angehörigen ist für das weitere Leben sehr wichtig.

Schwere seelisch-geistige Störungen

Zum Abschluß möchte ich Ihnen noch einige besonders schwere Altersstörungen vorstellen, die schicksalhaft in das Leben einbrechen. Sie können heute noch nicht geheilt werden und belasten die Angehörigen oft schwer.

Alzheimersche Krankheit

Diese vor über 90 Jahren von dem Neurologen Alois Alzheimer (1864–1915) entdeckte Krankheit ist bisher in der Öffentlichkeit kaum bekannt, aber auch Ärzte wissen oft noch viel zu wenig davon. Dabei gehört sie in den westlichen Industriestaaten zu den häufigsten Todesursachen alter Menschen.

Man weiß bisher noch nicht viel von dieser Erkrankung, die nach jahrelangem Siechtum unweigerlich zum Tod führt. Vermutlich dauert es ungefähr 30 Jahre, ehe – oft zwischen dem 50. und 60. Lebensjahr – die ersten Symptome auftreten. Es kommt zum Schwund des Gehirns, der rasch fortschreitet und die Lebens-

erwartung erheblich verkürzt. Die damit verbundene schwere Demenz führt zur geistigen Leistungsschwäche, Orientierungsstörungen, Gedächtnisverlust, Verwirrtheitszuständen, Halluzinationen, gelegentlich auch Wahnzuständen, außerdem Gehstörungen und epileptischen Anfällen. Die Betroffenen verlieren schleichend, aber unaufhaltsam ihren Verstand.
Die Ursachen sind bisher unklar. Man weiß inzwischen, daß sie mit Verschleißprozessen im Gehirn in Zusammenhang stehen, in dem es schon etwa drei Jahrzehnte vor dem Ausbruch der Krankheit zur Ablagerung von Amyloid-Steinchen kommt (Amyloid: ein Eiweißkörper). Mit zunehmendem Alter treten diese „AscheReste" bei immer mehr Menschen auf, aber die meisten sterben an anderen Erkrankungen, ehe es dadurch zur akuten Alzheimerschen Krankheit kommt. Diskutiert werden verschiedene Gründe für diese Ablagerungen im Gehirn. Das Alter scheint die Erkrankung zwar zu begünstigen, aber nicht direkt zu verursachen. Vielleicht spielen dabei aggressive Sauerstoffmoleküle (freie Radikale), Umweltgifte, langsam verlaufende Virusinfektionen und Stoffwechselstörungen eine Rolle, aber sicher weiß man das noch nicht. Aluminiumverbindungen, die zeitweise als eine Ursache angenommen wurden, kommen nach neuesten Erkenntnissen nicht in Frage. Erbanlagen spielen wahrscheinlich nur bei etwa 10 % aller Fälle eine entscheidende Rolle; bei diesen beginnt die Krankheit meist um das 45. Lebensjahr und endet nach etwa 12 Jahren tödlich.

Es erübrigt sich, weitere Theorien anzuführen, man kann die Alzheimersche Krankheit einfach noch nicht genau erklären und leider auch nicht erfolgreich behandeln. Zwar gibt es inzwischen Versuche, durch Injektionen von „Nervenwuchsfaktoren" direkt ins Gehirn oder durch Transplantation von gesundem Gehirngewebe die Krankheit aufzuhalten oder vielleicht sogar zu heilen, aber diese Therapien befinden sich größtenteils noch im experimentellen Stadium und sind auch nicht unbedenklich. Die ärztlich oft verordneten Schlaf- und Beruhigungsmittel helfen wenig und verschlechtern den Krankheitsverlauf eher. Wenn chemische Arzneimittel verwendet werden, dann in erster Linie schwache *Neuroleptika* und *Dopamin-Antagonisten*, die möglichst durch homöopathische Mittel unterstützt werden sollen. Unentbehrlich ist ferner die *psychotherapeutische Betreuung*, in die auch die Angehörigen eingebunden werden müssen. Hauptsächlich soll diese Betreuung aus folgenden Maßnahmen bestehen:

- Sinnvolle Gestaltung des Tagesablaufs des Patienten entsprechend seinen Bedürfnissen und verbliebenen Möglichkeiten.
- Angemessene Forderung und geistige Anregung des Kranken im Rahmen der noch vorhandenen geistig-seelischen Fähigkeiten, wobei jede Überforderung mit Mißerfolgserlebnissen zu vermeiden ist; die bereits verlorenen Fähigkeiten können durch Training nicht zurückgeholt werden.
- Emotionale Zuwendung und Vermeidung sozialer Isolierung, eine besonders wichtige Maßnahme, denn auch in fortgeschrittenen Fällen nehmen die Patienten das wahr.

Angehörige dürfen bei dieser schwierigen Betreuungsarbeit nicht auf sich allein gestellt bleiben, sie benötigen fachliche Anleitung und Hilfe. In erster Linie ist dafür der Therapeut zuständig. Mittlerweile gibt es aber auch regionale Alzheimer-Gesellschaften und Selbsthilfegruppen für Angehörige, die hier nicht einzeln aufgelistet werden können. Den ersten Kontakt kann man zum Beispiel über eine der folgenden überregionalen Institutionen herstellen:

- Arbeiterwohlfahrt Bundesverband e.V., Referat Altenhilfe, Oppelner Straße 130, 53119 Bonn.
- Deutsches Rotes Kreuz, Sozialdienste GmbH, Rathenaustraße 18, 67547 Worms.
- SOFA Sozialpsychiatrischer Dienst für alte Menschen. Dr. Marx-Mager, Neckartailfinger Straße 20, 72622 Nürtingen.
- Zentralinstitut für Seelische Gesundheit, Psychiatrische Klinik: Frau Dr. Schreiter, J5, 68159 Mannheim.

Über diese Institutionen erhalten die Angehörigen neben ausführlichen Informationen auch die Adressen regionaler Gruppen.

Parkinsonsche Krankheit

Sie gehört zu den häufigsten Krankheiten des Nervensystems, von 100 000 Menschen erkranken jährlich 20 neu daran. Das mittlere Erkrankungsalter liegt zwischen dem 55. und 70. Lebensjahr (Männer etwa 5 Jahre früher als Frauen), in seltenen Fällen beginnt die Krankheit aber schon wesentlich früher. Meist betrifft sie zunächst nur eine Körperhälfte, später häufig auch die andere. Der schleichend-chronische Verlauf mit zunehmender Verschlimmerung erstreckt sich über viele Jahre, so daß es bei spätem Beginn zu keiner Verringerung der durchschnittlichen Lebenserwartung kommt.
Vermutlich wird die Anlage zur Krankheit vererbt. Aber wodurch sie ausgelöst wird, ist bisher noch nicht genau bekannt. Betroffen wird das Regelsystem, das für die Kontrolle der Körperbewegungen zuständig ist, weil der dazu notwendige körpereigene Botenstoff Dopamin nicht mehr ausreichend zur Verfügung steht. Dadurch kommt es zur Störung der Bewegungskontrolle mit Zittern, Verlangsamung der Bewegungen, Schwierigkeiten beim Einleiten von Bewegungsabläufen und Muskelsteifigkeit.

Zu den typischen **Frühsymptomen** gehören vor allem:
- Zittern einer Hand oder des Arms im Ruhezustand, besonders bei Aufregungen; verschwindet wieder durch Bewegung.
- Gesteigerte Muskelspannung mit Steifheit, eingeschränkter Beweglichkeit, maskenhafter Starre des Gesichts und greisenhaft nach vorn gebeugter Körperhaltung.
- Mißempfindungen und Schmerzen im Körper.
- Fettige Haut („Salbengesicht"), Speichelfluß und Sehstörungen.
- Passives Verhalten, depressive Verstimmungen, oft auch Überempfindlichkeit und Gereiztheit, aber erhaltene geistige Leistungsfähigkeit.

Die Krankheit schreitet unter Zunahme der Beschwerden allmählich, aber unaufhaltsam fort. In den ersten 5 Jahren kann sie noch günstig beeinflußt werden, in den nächsten 5 Jahren immerhin noch mäßig. Erst danach werden die Patienten im allgemeinen stärker behindert und schließlich dauernd pflegebedürftig.

Die **Behandlung**: Heilung ist noch nicht möglich, die Symptome können aber lange Zeit gelindert werden. Ob man dazu *L-Dopa* verabreicht, das im Gehirn zu Dopamin umgewandelt wird, andere chemische Medikamente oder homöopathische Mittel einsetzt, entscheidet der Therapeut je nach Einzelfall.
Neben medikamentöser Behandlung sind vor allem noch physiotherapeutische Maßnahmen vor allem durch Massagen und Krankengymnastik ständig erforderlich, um die Bewegungsfähigkeit lange zu erhalten und zu fördern. Manchmal kann auch durch chirurgische Ausschaltung bestimmter Nervenbahnen zeitweise eine deutliche Besserung erreicht werden.
Für die häusliche Pflege gilt sinngemäß, was bei der Alzheimerschen Krankheit (siehe Seite 143) gesagt wurde. Insbesondere ist es wichtig, die Patienten nicht zu isolieren und sie entsprechend ihrer verbliebenen Fähigkeiten zur sinnvollen Gestaltung ihres Alltags anzuregen. Dazu leitet der Therapeut an, das Fachpersonal der örtlichen Sozialstation unterstützt die Angehörigen dabei.
Mit der Parkinsonschen Krankheit muß man leben, was dank der heute möglichen Behandlungsmethoden lange Zeit aktiv möglich bleibt. Erst im Endstadium werden die Patienten völlig hilflos und müssen dann unter Umständen in ein Pflegeheim eingewiesen werden.

Picksche Krankheit

Diese schwere seelisch-geistige Krankheit beginnt zwischen dem 4. und 6. Lebensjahrzehnt und schreitet unaufhaltsam fort. Frauen erkranken daran wesentlich häufiger als Männer. Die erbliche Erkrankung führt zum örtlichen Hirnschwund im Stirnhirn- oder Schläfenlappenbereich mit zunehmenden schweren Persönlichkeitsveränderungen und geistigem Abbau bis zur Demenz.

Vor allem folgende **Symptome** treten dabei auf:
- Abnorme geistige Ermüdbarkeit und nachlassende intellektuelle Leistungsfähigkeit, wobei das Gedächtnis und einfachere geistige Funktionen (zum Beispiel Lösung einfacher Rechenaufgaben) relativ lang erhalten bleiben.
- Verlust sozialer Bindungen, triebhafte Unruhe, Enthemmung, Taktlosigkeit, Antriebsschwäche, teilweise auch krankhaft-

sinnloser Rededrang, Sprachstörungen und ziellose Aktivitäten, also eine schwerwiegende Veränderung der Persönlichkeit.

Eine erfolgreiche **Behandlung** gibt es bisher nicht, man kann lediglich versuchen, die Symptome einzudämmen. Oft sind dazu starke chemische Arzneimittel erforderlich. Ob eine häusliche Pflege bei diesen schwerkranken Menschen in Frage kommt, läßt sich nur im Einzelfall entscheiden. Jedenfalls bedeutet sie eine erhebliche Belastung der Angehörigen, die dadurch oft überfordert werden. In vielen Fällen ist die Einweisung ins Pflegeheim deshalb die bessere Lösung.

Aktionsprogramm für ein gesünderes Alter

Es gibt kein allgemeingültiges Rezept, um gesund alt zu werden. Einige Grundregeln sollte man aber doch beachten, um vorzeitigen Alters- und Verschleißerscheinungen und vermeidbaren Alterskrankheiten so gut wie möglich vorzubeugen. Beginnen Sie mit dem folgenden Aktionsprogramm am besten in der Lebensmitte. Zwar ist es auch dann nicht zu spät dafür, wenn bereits Altersbeschwerden bestehen, aber so weit sollte man es nicht kommen lassen.

Vollwertige Ernährung

- Lebensmittel aus biologischem Anbau und artgerechter Tierhaltung mit wenig Schadstoffen und ohne chemische Zusätze bevorzugen.
- Fleisch und Wurst nur jeden zweiten Tag mäßig verzehren, dafür mehr Milchprodukte, um den Bedarf an hochwertigem Eiweiß und Kalzium zu decken.
- Fettzufuhr auf 50–60 g am Tag begrenzen und vorwiegend kaltgepreßte pflanzliche Öle verwenden.
- Reichlich pflanzliche Kohlenhydrate und Vollkornprodukte essen, mindestens 30 %, besser bis zu 50 % davon als Rohkost, und denaturierte Kohlenhydrate (vor allem Zucker, Süßigkeiten, Weißmehlprodukte) vermeiden.
- Kalorienzufuhr dem Verbrauch anpassen, um ungefähr das Normalgewicht (Körpergröße in Zentimetern minus 100) zu halten; bei Übergewicht (mehr als 10 % über Normalgewicht) eine Reduktionsdiät durchführen, bis das Normalgewicht erreicht ist.
- Nicht mehr als 1–2 Tassen Kaffee oder 3–4 Tassen Schwarztee am Tag trinken, dabei auf Zucker verzichten.
- Mäßiger Alkoholkonsum (höchstens 1/4 l Wein oder 1/2 l Bier pro Tag) wirkt sich oft günstig auf das Allgemeinbefinden und

das Herz-Gefäß-System aus; auf harte Alkoholika wie Schnaps und Weinbrand verzichten. Bei Leberleiden und einigen anderen Krankheiten ist Alkohol strikt verboten (Arzt fragen).

- Nikotin als Genußgift strikt vermeiden, da es neben Krebs auch erhebliche andere Schäden verursacht und die Lebenserwartung um Jahre verkürzt.

Angemessene körperliche Bewegung

- Täglich 2mal je 5–10 Minuten Gymnastik unter offenem Fenster treiben, wobei möglichst viele Muskelgruppen beansprucht werden sollen.
- Zusätzlich 3–4mal wöchentlich je 30 Minuten Ausdauersport an der frischen Luft betreiben, vor allem flottes Gehen, Dauerlauf, Radfahren und Schwimmen.
- Außerdem in der Freizeit Wanderungen und Radtouren durchführen, kurze Strecken zu Fuß zurücklegen, auf Lift und Rolltreppen verzichten.

Sexualität im Alter

- Sexuelle Bedürfnisse auch im Alter bejahen und im Rahmen der bestehenden Möglichkeiten spontan ausleben.
- Sexuelles „Versagen" nicht überbewerten und nicht aus Angst vor Wiederholung auf Sex verzichten; Sexualität ist keine Leistung, und es kommt in jedem Lebensalter vor, daß man nicht immer zum Orgasmus gelangt.
- Sexuelle Störungen, die auf Durchblutungsstörungen oder anderen organischen Ursachen beruhen, gezielt vom Therapeuten behandeln lassen.

Abbau von übermäßigem Streß

- Beruflichen Streß auf das notwendige Maß reduzieren und übertriebenen Ehrgeiz normalisieren, ohne deshalb auf weitere berufliche Ziele ganz zu verzichten.
- Das beruflich Erreichte anerkennen und genießen, die weitere berufliche Karriere beschaulicher angehen, um mehr Freiraum für außerberufliche Interessen zu schaffen.

- Im Privatleben mehr Toleranz und Verständnis für andere üben, um unnötige Konflikte zu vermeiden.
- Mehr Pflege der Partnerbeziehung beugt unnötigen Konflikten mit dem Lebenspartner vor.
- Streß im richtigen Maß als „Lebenselixier" annehmen und nicht versuchen, ihm möglichst aus dem Weg zu gehen.

Gute soziale Kontakte

- Bestehende soziale Beziehungen mehr pflegen und ausbauen oder aufgeben, wenn sie nicht mehr belebt werden können und nur noch frustrieren.
- Offen ohne Angst vor Abweisung auf andere zugehen, um neue Kontakte zu knüpfen, die vor Vereinsamung im Alter bewahren.
- Bei krankhafter Kontaktscheu psychotherapeutische Hilfe in Anspruch nehmen, sonst zieht man sich erfahrungsgemäß mit zunehmendem Alter meist immer weiter in die Isolation zurück.

Sinnvolle Aktivitäten in der Freizeit

- Die Freizeitgestaltung soll Spaß machen und einen Ausgleich zum Alltag schaffen; man muß für sich selbst entscheiden, welche Anlagen, Talente, Interessen und Neigungen man in der Freizeit vermehrt pflegen will.
- Kurse zum Beispiel an Volkshochschulen geben viele Anregungen zur aktiven Freizeitgestaltung; man sollte mehrere belegen, um zu erproben, was einem am meisten liegt.
- Außerdem gehört zur aktiven Freizeitgestaltung, daß man geistig rege an den Ereignissen in der Welt teilnimmt, sich informiert und seine eigene Meinung bildet, vielleicht auch in Bürgerinitiativen und ähnlichem engagiert mitarbeitet.
- Auch die Pflege sozialer Beziehungen und regelmäßige Bewegung gehören zu den Freizeitaktivitäten, die dem vorzeitigen geistig-seelischen Abbau im Alter vorbeugen.

Seelische Gesundheitspflege

- Informationen über Entspannungs- und Meditationstechniken (wie Autogenes Training, Yoga) beschaffen und eine Methode auswählen, die persönlich am meisten zusagt.
- Kurse unter fachlicher Leitung belegen (zum Beispiel an der Volkshochschule), um die ausgewählte Methode richtig zu erlernen.
- Jeden Tag mindestens einmal üben, damit die Technik immer besser gelingt. Das wirkt günstig auf Körper, Geist und Seelenleben, harmonisiert das Nervensystem, baut Streß ab, fördert Phantasie und Kreativität und verhilft zu mehr Selbsterkenntnis als Voraussetzung für die Selbstverwirklichung.

Regelmäßige Vorsorgeuntersuchungen

- Einmal jährlich eine gründliche Generaluntersuchung durchführen lassen.
- Jährlich zur Krebsfrüherkennungsuntersuchung gehen, damit einige häufige Krebsleiden im heilbaren Frühstadium diagnostiziert werden können.
- Jedes Jahr die Augen untersuchen lassen, insbesondere auf grauen und grünen Star.

Gebräuchliche Geriatrika

- Geriatrika können helfen, vorzeitiges Altern und Alterskrankheiten zu verhüten. Bei Beachtung aller bisherigen Empfehlungen sind sie aber oft überflüssig. Die Einnahme soll mit dem Therapeuten besprochen werden.
- Vitamin-Mineralstoff-Gemische, Ginseng, Eleutherokokkus, Knoblauch und Weißdorn haben sich oft gut bewährt.
- Homöopathische Zell- und Organextrakte, Enzymgemische und Procain (H 3) wirken allgemein regenerierend.

Register

Abbauvorgänge 17
Abführmittel 84
Abgespanntheit 88
Abgespanntsein 96
Abnutzung 15
Abnutzung der Gelenke 107
Abnutzungserscheinungen 17
Abwaschungen 35, 40, 59, 69
Abwehrkräfte 16
Ackerschachtelhalm 41, 68
Adenom 99
Alkohol 39, 89, 90, 91, 147, 148
Altersbrand 48
Altersbronchitis 70, 71, 74
Altersdemenz 138, 139
Altersdiabetes 93, 94
Altersflecken 115
Altersgastritis 80, 81
Altersglaukom 124
Altersherz 59, 60
Altersherzschwäche 58, 59, 75
Alterskeratom 117
Alterskrankheiten 25, 28, 29, 36
Alterslunge 67
Altersosteoporose 111
Alterspigmentierungen 115
Alterspurpura 116
Altersschwäche 30, 31, 32, 35, 36
Altersschwerhörigkeit 125
Alterssexualität 102
Alterssichtigkeit 122
Altersstar 123
Alterswarzen 116
Alzheimersche Krankheit 141, 142
Amputation 47, 48, 51
Anastomose 43, 44
Angina pectoris 62, 63
Ängste 138
Antibiotika 72
Antidiabetika 95
Antriebsschwäche 133, 134, 145
Appetitmangel 77, 78, 91, 94
Arterienverkalkung 37, 38
Arteriosklerose 32, 37, 38, 39, 40, 41, 42, 46, 56, 62, 64
Arthrose 107, 108
Arzneimittel 90, 91
Asthma 68, 74, 75
Asthmaanfall 74
Atemfehlhaltungen 67
Atemgymnastik 68, 69, 74
Atemnot 62, 64, 68, 69, 74, 75
Aufbauvorgänge 17
Aufputschmittel 134
Aufstoßen 79, 81, 90
Augeninnendruck 124
Ausdauersport 148

Auszehrung 32
Azetongeruch 94

Bäder 110
Ballaststoffe 84, 86, 88, 95
Bandscheibenschäden 109, 110
Bandscheibenvorfall 109, 110
Bauchspeicheldrüsensstörungen 92
Bauchwassersucht 91
Beckenbodengymnastik 98
Benommenheit 94
Berufsgruppen 20
Bestrahlungen 107
Betarezeptorenblocker 56, 61
Bewegung 40, 51, 57, 84, 148
Bewegungsmangel 49, 107, 109
Bewegungsprogramm 31
Bewegungstherapie 113
Bewußtlosigkeit 65
Bewußtseinsstörungen 44, 64
Bindegewebsschwäche 67, 98, 109
Bittermittel 78, 79
Blähungen 78, 79, 85, 90, 91
Blasenentzündungen 97
Blasenhalsadenom 99
Blutdruck 53
Bluthochdruck 40, 41, 55, 56, 57, 58
Blutunterdruck 53
Blutvergiftung 48, 51
Brennessel 100
Bronchialasthma 74
Bronchitis 67, 68, 70, 71, 74
Brustwickel 72, 73
Buckel 112
Bypass 42, 46, 47, 63

Cholesterin 38, 39
Cortison 72, 106

Darmflora 79, 84, 86
Darmgeschwulst 83
Darmkrebs 84, 87
Darmträgheit 50, 83, 84
Demenz 43, 138, 142, 145
Denksportaufgaben 132
Depressionen 138, 139, 140
Desoxiribonukleinsäure 13
Diabetes 94
Diabetesdiät 95
Diät 39
Diätkuren 57
Dickdarm-Divertikel 85
Dickdarmkrebs 83
Digitalis (Fingerhut) 60, 76
Divertikel 85, 86, 87
Dopamin 144, 145
Durchblutungsstörungen 50, 119
Durchfall 83
Durst 93
Durstgefühl 97

Echinacea 72
Efeu 69
Ehrgeiz 148
Eibisch 69, 72
Einläufe 84
Einreibungen 106, 108, 110
Eiweiß 33, 34, 147
Elektrostimulation 87, 97
Eleutherokokkus 150

Entspannung 58, 150
Entspannungstechniken 42
Enzymtherapie 41
Erbanlagen 13, 14, 32
Erblindung 124
Erbrechen 81
Ermüdbarkeit 138, 145
Ermüdung 131
Ernährung 33, 59, 78, 157
Erschöpfung 88, 90
Eukalyptus 72
Familienverhältnisse 20

Fenchel 72
Fett 39
Fettleber 89
Fettsäuren 34
Fettstoffwechsel 37
Fettunverträglichkeit 91
Fettzufuhr 34, 147
Fingerhut (Digitalis) 60
Flüssigkeitszufuhr 138
freie Radikale 142
Freizeitgestaltung 149
Funktionsstörungen 39

Ganzheitstherapie 28, 29
Ganzwaschungen 35
Gedächtnisstörungen 132, 133
Gedächtnistraining 133
Gedächtnisverlust 142
Gedankenaustausch 131
Gefäßverschlüsse 46
Gefühlsschwankungen 135
Geiz 137
Gelbsucht 89
Gelenkrheumatismus 105
Gelenkschmerzen 108
Gelenkschwellungen 108
Gelenkwickel 106
Geriatrie 12
Geriatrika 150
Gerontologie 12
geschlechtsspezifische Faktoren 15
Gewichtsabnahme 94
Gewürze 78
Ginkgo biloba 48
Ginseng 32, 36, 132, 134, 150
Ginsengwurzel 31
Glaukom 125
Grauer Star 123
Grüner Star 124
Gymnastik 148

Halbbäder 35
Haltungsfehler 109, 110
Harn-Inkontinenz 97
Harnabgang 96
Harndrang 96, 100, 101
Harnvergiftung 102
Hartleibigkeit 83
Hautflecken 115, 116
Hautkrebs 117
Hautpflege 118
Heilgymnastik 108
Heißhungeranfälle 88
Herz-Atem-Stillstand 66
Herzasthma 75, 76
Herzinfarkt 15, 63, 64, 66
Herzinsuffizienz 75
Herzjagen 58
Herzklopfen 58, 61
Herzrhythmusstörungen 61

Herzschmerzen 38
Herzschrittmacher 61
Herzschwäche 32, 75
Herzversagen 69, 70, 71
Hexenschuß 109
Hirngefäßsklerose 38, 43, 44
Hörgerät 126
Hormondrüsensystem 19
Hörsturz 126
Höschenwindeln 88, 98
Huflattich 69, 72
Hypertonie 55, 56, 58
Hypotonie 53, 54

Immunstörung 106
Immunsystem 16, 19
Inhalationen 72
Insulin 93, 95
Interessen 132
Ischias 109
Isolierung 132, 140, 141
Johanniskraut 140
Juckreiz 94, 118, 119

Kalorienbedarf 77
Kalorienzufuhr 147
Kältebeutel 106
Kalzium 34, 38, 82, 112, 113, 147
Kartoffelsaft 82
Kaustörungen 78
Keratome 117
Kieselsäure 52, 68
Knoblauch 36, 41, 57, 60, 72, 150
Knochenbrüche 113, 114
Knochenschmerzen 112
Knochenschwund 111, 112
Knollennase 119, 120
Kochsalz 39, 56, 78
Koffein 134
Kohlenhydrate 33, 34, 39, 147
Kohlsaft 82
Königskerze 72
Kontaktscheu 149
Kontaktschwäche 140
Konzentrationsschwäche 132
Kopfschmerzen 43, 96
Körperhaltung 144
Kräfteverfall 32
Krampfadergeschwür 48
Krampfadern 48, 49, 50, 51, 52, 91
Krankengymnastik 145
krankengymnastische Therapie 110
Krankenpflege 139
Krebsfrüherkennungsuntersuchung 120, 150
Krebsvorstadium 120
Krebsvorstufe 118
Kreuzschmerzen 109
künstliches Gelenk 109
Kürbiskerne 100
Lähmungen 44

Lakritzenwurzel 82
Launen 135
Lebenserwartung 11, 12, 15, 20
Leberdiät 91
Leberfunktionsschwäche 89
Leberinsuffizienz 88
Leberkoma 91
Leberleiden 119

Leberverfettung 89, 90
Leberzirrhose 90, 91
Leinsamen 86
Leistungsfähigkeit 18, 43, 132, 145
Leistungsknick 18
Leistungsschwäche 93, 131, 138, 142
Leistungsvermögen 30
Lesebrillen 123
Leukoplakien 120, 121
Liften 114
Lindenblüten 72
Lungenemphysem 68, 69, 71

Magendiät 81
Magendrücken 79
Magengeschwüre 80, 81, 82
Magenkrebs 80, 81
Magenschleimhautentzündung 80
Magnesium 41
Mariendistel 91
Massagen 107, 145
Medikation 150
Milchprodukte 34
Mineralstoffe 36
Mineralwasser 84
Mini-Infarkte 65
Mistel 41, 57, 60
Mißempfindungen 50
Mißtrauen 43, 137
Muskelspannung 144

Natron 80, 82
Nebelsehen 125
Nebenwirkungen 28
Nervensystem 19
Nierenleiden 56, 58
Nierensteine 97
Nierenversagen 96
Nikotin 148
Nitroglyzerinkapseln 63
Normalgewicht 33, 147

O-Beine 107
Oberschenkelhalsbruch 114
offenes Bein 48, 51, 52
Ohnmacht 61
Ohrensausen 43, 127
Ohrgeräusche 127, 128
Organfunktionen 18
Osteoporose 111, 112, 113
Östrogene 112
Ozontherapie 41, 47, 48, 52

Papillomatose 117, 118
Parkinsonsche Krankheit 144, 145
Partnerbeziehung 149
Partnerschaft 20
Pensionierung 21
Persönlichkeit 21
Persönlichkeitsveränderungen 145
Pfefferminze 80
Pflegeheim 45
Picksche Krankheit 145
Polyarthritis 105
Procain 150
Prostata 99
Prostataadenom 100, 101, 102
Prostataerkrankungen 97, 104

Prostatakrebs 101, 102
psychische Veränderungen 43
Psychopharmaka 135, 140
Psychotherapie 141

Querschnittslähmung 110

Rauchen 42, 59, 67, 68, 70, 71
Raucherbein 46
Rauwolfia 57
Reaktionszeit 131
Rededrang 146
Reizhusten 71
Rohkost 33, 39, 86, 147
Rohkostkur 108
Rohkosttage 106
Rollkur 82
Rosazea 119
Rosmarin 54, 134
Roßkastanie 48, 52

Sabalfrüchte 100
Saftfastenkur 108
Saftfasttage 106
Salbengesicht 144
Säureschutzmantel 118
Schaufensterkrankheit 46
Schlaganfall 38, 43, 44, 45, 46, 53, 55, 59
Schock 64
Schwäche 91
Schwangerschaft 50
Schwellungen 50
Schwindel 43
Sehstörungen 44, 94
Selbstheilungskräfte 16, 29
Selbstmordrisiko 140
Selbstverwirklichung 150
Senkung 98
Sexualität 67, 104, 148
sexuelle Störungen 104, 148
Sodbrennen 79, 80, 81
soziale Beziehungen 149
soziale Kontakte 20, 149
Sozialstationen 45, 139
Speiseröhrenkrebs 79
Spitzwegerich 69
Sprachstörungen 44
Spurenelemente 36
Starrsinn 43, 137
Status asthmaticus 75
Stauungsekzem 50
Stoffwechsel 17
Störungen beim Schlucken 79
Streß 41, 148, 149, 150
Strophanthin 66, 76
Stuhl-Inkontinenz 87
Stützstrümpfe 52

Taubheit 126
Teufelskralle 108
Thymian 72
Tinnitus-Masker 127
Todesangst 64
Toilettentraining 87
Trainingsprogramm 35

Übelkeit 79, 81, 89, 91, 94
Übergewicht 34, 39, 40, 50, 57, 93, 94, 107, 147
Unterschenkelbäder 40
Unterschenkelgeschwür 51, 52

vegetarische Kost 34
Venen-Muskel-Pumpe 49, 51
Veränderungen der Persönlichkeit 137
Verdauungsenzyme 79, 92
Verdauungsschwäche 79
Verdauungsstörungen 78
Vereinsamung 20, 149
Vergeßlichkeit 132
Vergiftungen 90
Verhaltensfehler 27
Verödung 52
Verschlackung 15, 16, 106
Verschleißerscheinungen 17
Verstopfung 83, 85
Verwirrtheit 138
Verwirrtheitszustände 43
Vitalstoffe 33
Vitamin A 120, 121
Vitamin E 100
Vitamine 36
Vogelknöterich 41
Vollbäder 35
Völlegefühl 85, 90
vollwertige Kost 31
Vollwertkost 33, 39, 84
Vorfall 98
Vorsorgeuntersuchungen 150
Vorsteherdrüse 99
vorzeitige Alterserscheinungen 26, 27

Wacholder 108
Wadenschmerzen 38, 46
Wahnzustände 138
Wärmeregulation 138
Warzen 117
Wassertreten 51
Wechselduschen 54
Wechselfußbäder 48
Wechseljahre 15
Wechselwirkungen 28
Weißdorn 41, 54, 57, 60, 63, 150
Weißschwielenkrankheit 120
Weizenkleie 86
Wundrose 51

X-Beine 107

Zahnplomben 120
Zelltherapie 41
Zerebralsklerose 43, 44
Zittern 144
Zivilisationskost 37, 57
Zivilisationskrankheiten 11
Zuckerkrankheit 93, 94, 104, 119
Zuckerstoffwechsel 37

Weitere Humboldt-Ratgeber aus dem Gesundheitsbereich:

Rückenschmerzen	ht 339
Allergien	ht 365
Kopfschmerzen und Migräne	ht 408
Entspannungs-Training	ht 430
Schluß mit dem Streß	ht 452
Selbsthilfe durch Autogenes Training	ht 466
Kranke Seele – kranker Körper	ht 484
Autogenes Training und Meditation	ht 510
Homöopathie – Naturmedizin für jedermann	ht 553
Erfolgsgeheimnis Selbsthypnose	ht 571
Schluß mit dem Rauchen!	ht 572
Ernährungsratgeber	ht 586
Yoga für Frauen	ht 588
Ratgeber Wechseljahre	ht 589
Aktiv gegen Krebs	ht 598
Ratgeber Kinderkrankheiten	ht 619
Aktiv gegen Bluthochdruck!	ht 632
Ärztlicher Ratgeber für die Reise	ht 655
Teste deine Gesundheit	ht 656
Ratgeber Hormone	ht 658
Humboldt-Nährwertplaner	ht 659
Gesunde und schöne Zähne	ht 661
Aktiv gegen Herzinfarkt und Schlaganfall!	ht 670
Gesundheitsratgeber Cholesterin	ht 671
Schluß mit dem Diät-Streß!	ht 674
Gesund durch Entschlacken	ht 676
Neurodermitis – Wege zur Linderung	ht 693
Atmen Sie richtig?	ht 694
Humboldt-Gesundheitsfahrplan	ht 695
Akupressur – schmerzfrei ohne Tabletten	ht 700
Wegweiser Gesundheitswesen	ht 707
Ratgeber Empfängnisverhütung	ht 708
Schach dem Schmerz! Mit richtiger Ernährung gegen chronische Schmerzen	ht 709
In eigener Sache. Mit Arthritis leben	ht 710
Fußreflexzonenmassage	ht 711
Die Heilkraft der Hände – Massage bei Beschwerden	ht 712
Allergien ganzheitlich behandeln	ht 717
Was ist heute noch gesund?	ht 725
Gesund durch die heilenden Kräfte der Natur	ht 944
Stay young! Fitneß für Körper, Geist und Seele	ht 945

Weitere Titel in Vorbereitung